OBSERVATIONS
SUR LES EAUX MINERALES
DE SAINT-AMAND.

Est . . . *utilis* (Aqua) *sulphurata nervis, aluminata paralyticis, aut simili morbo solutis, bituminosa aut nitrosa* . . . *utilis est bibendo atque purgationibus.*

PLIN. L. XXXI. Hift. Natur. cap. 6*.

OBSERVATIONS

SUR LES
EAUX MINÉRALES
DE
SAINT-AMAND
EN FLANDRE.

Par le Sieur GOSSE,

Médecin de l'Hôpital Royal de Saint-Amand,
& Pensionnaire de la même Ville.

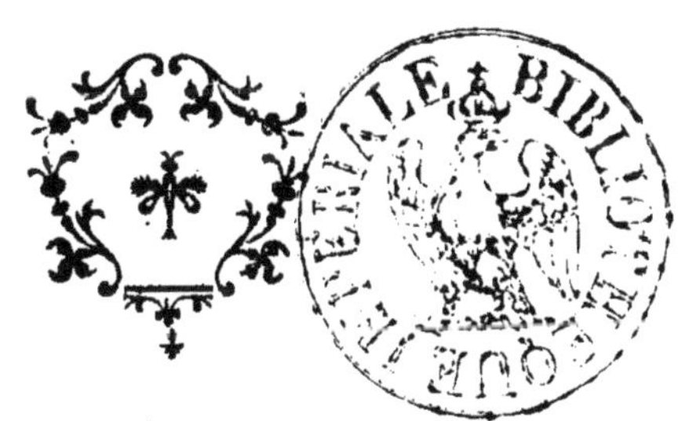

A DOUAY,

De l'Imprimerie des FRERES DERBAIX,
ruë des Ecoles.

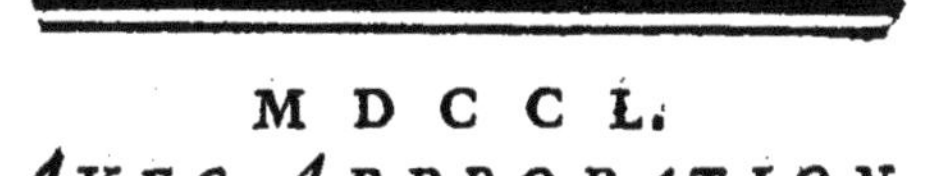

M D C C L.
AVEC APPROBATION.

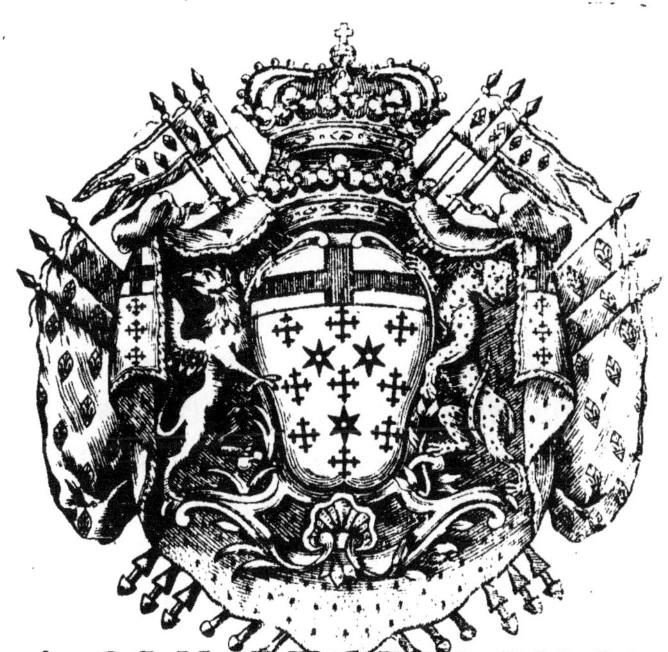

A SON EXCELLENCE

MONSEIGNEUR

LE DUC DE BOUFFLERS,

PAIR DE FRANCE, NOBLE GÉNOIS, Gouverneur & Lieutenant - Général pour SA MAJESTÉ, des Provinces de Flandre & du Hainaut ; Gouverneur particulier des Ville & Citadelle de Lille, & Souverain Baillif des Ville & Châtellenie dudit Lille ; Gouverneur, Capitaine & Grand Baillif héréditaire de la Ville de Beauvais, Lieutenant-Général pour le ROI, du Beauvoisis ; Brigadier des Armées du ROI, & Colonel du Régiment de Navarre.

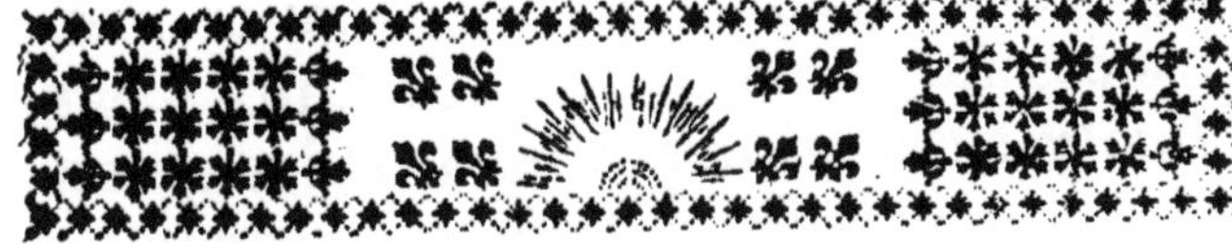

PRÉFACE.

LA réputation des Eaux minérales de Saint-Amand, est si bien établie, tant d'habiles gens se font appliqués à démontrer leurs vertus & leurs propriétés, qu'il n'est pas aisé de produire quelque chose de neuf sur cette matiere. Cependant le Public se laisse aisément prévenir. On s'est imaginé que l'inondation occasionnée par le dernier Siége de Tournay, avoit altéré les sources de ces Eaux salutaires. Il est surprenant qu'après les recherches de M. *Braffart*, un préjugé si mal fondé, ne soit pas entiérement diffipé. Ce Médecin n'apperçut aucune altération dans les Eaux de Saint-Amand, lorsqu'en 1707 l'inondation causée par le Siége de Tournay, fut portée à son comble ; pourquoi voudroit-on qu'elles ayent été endommagées par l'inondation de 1745, qui fut bien moins confidérable ?

Ce seul exposé fait voir que mon desſein eſt de rectifier les idées qu'on s'eſt formées ſur la nature de nos Eaux, par l'Analyſe des principes invariables qu'on y a reconnus juſqu'à préſent. Je rappelle-rai, pour remplir cet objet, ce qu'on a écrit de plus important ſur cette matiere ; j'ajoûterai ce que l'expérience journaliere me fournit de plus intéreſſant ; & j'oſe eſpérer que la prévention ne tiendra pas contre des preuves auſſi convaincantes.

Nous avons divers Ouvrages ſur les Eaux minérales de Saint-Amand. Je n'en connois pas de plus anciens que les trois Traités de M. *Heroguelle*, Médecin de cette Ville. Le premier parut en 1685 ; le ſecond en 1690 ; & le dernier en 1698.

M. *Braſſart* Médecin de la même Ville & Directeur des Eaux, préſenta ſes Obſervations à M. le Marquis *de Montrevel*, Lieutenant-Général des Armées du Roi. Elles furent imprimées au mois de Juillet de la même année, & augmentées en 1714.

M. *Doyſon* Médecin de la Ville de Tournay, publia une Analyſe des Eaux de Saint-Amand ; mais ne la trouvant pas aſſez éxacte, il en préſenta une ſeconde plus travaillée, à M. *de Bagnols*, Intendant de Flandre, qui fut imprimée en Septembre 1698.

. M. *Briſſeau* Médecin des Hôpitaux du Roi à Tournay, plus judicieux encore & plus attentif à ce qui ſe paſſoit dans nos Sources, ſéjourna deux mois ſur les Lieux par ordre de la Cour. Une Diſſertation, où l'on ne trouve rien qui ne dénote un grand Phyſicien, fut le réſultat de ſes heureuſes découvertes ; & les juſtes éloges de M. *le Couvreur*, Docteur & Profeſſeur Royal de la Faculté de Médecine de Douay, engagerent l'Auteur à publier ſon Ouvrage.

Le premier Médecin du Roi, M. *Fagon*, n'en fut pas moins ſatisfait ; il témoigna ſon eſtime envers M. *Briſſeau*, en lui dépêchant la Commiſſion d'Intendant des Eaux minérales de Saint-Amand.

Enfin M. *Mignot* Médecin des Hôpitaux du Roi à Mons en 1699, s'explique avec d'autant plus de connoiſſance ſur la nature & les propriétés de nos Eaux, qu'il fut dans le cas d'en uſer pour un *cholera morbus*, dont il étoit attaqué.

Outre l'Ouvrage de M. *Pithois* en 1701, je ne dois pas oublier ici les Manuſcrits du ſieur *Wagrais*, Médecin des Hôpitaux du Roi à Valenciennes, ceux des ſieurs *Flavignies*, *Dumortier*, *Deſlances*, & des autres Médecins de Saint-Amand.

J'ajoûte les Obfervations manufcrites du fieur *Delvigne*, Médecin de notre Hôpital Militaire, préfentées en 1739 à M. *de la Grandville*, Intendant de Flandre, accompagnées de Réfléxions fur les effets des Eaux minérales de Saint-Amand mariées avec le lait ; & fur l'Entretien que nous eumes à ce fujet, avec trois Médecins les plus entendus & les plus éclairés que nous ayons dans ces Provinces. *

Qu'il me foit permis maintenant d'indiquer les principes de nos Eaux. La diverfité des eaux qui circulent dans les entrailles de la terre, dépend des matieres falines, fulfureufes ou métalliques, qu'elles entraînent à leur paffage. En effet, cet élément compofé de parties rameufes & infinuantes, mine peu à peu les corps les plus folides ; il en brife les particules infenfibles, & les conferve dans un état de diffolution. Or, fi l'on confidere la différence prodigieufe des foffiles répandus vers la furface & dans

---

* MM. *Blary* Médecin des Hôpitaux du Roi à Cambray, *Lovat* Médecin des Hôpitaux du Roi à Lille, & *Delannoy* Médecin des Hôpitaux du Roi à Douay, Doȼeur & Profeffeur Royal de la Faculté de Médecine.

l'intérieur du globe terreſtre, on conce-
vra aiſément que les eaux ſouterraines
peuvent ſe charger de principes bons ou
mauvais ; & l'on ne trouvera pas étrange
que MM. *Hoffman* & *James*, ayent diſtin-
gué une infinité d'eſpéces d'Eaux minérales. Tous les Naturaliſtes en conviennent. Il y a, diſent-ils, des eaux qui
donnent la Goutte, ou qui jettent dans
nos organes des ſemences de Paralyſie.
Il en eſt de corroſives, qui cauſent la
mort au moment qu'on en boit ; d'autres
qui ſans être autrement nuiſibles à l'homme, ne laiſſent pas d'empoiſonner les
animaux : Enfin, il en eſt de ſalutaires
pour le rétabliſſement de la ſanté ; mais
dont on doit uſer avec beaucoup de précaution & de ménagement. Telle Eau
minérale s'emploie avec ſuccès dans l'eſ-
pace de huit à dix jours, dont l'uſage
deviendroit pernicieux, ſi on le prolon-
geoit juſqu'à trois ſemaines. Appliquons
à notre ſujet, ces notions générales. La
plûpart des Auteurs que je viens de citer,
ſont perſuadés que nos Fontaines ſont redevables de leurs propriétés, au charbon
minéral qui ſe trouve dans leur voiſinage.
C'eſt auſſi la penſée d'un Anonyme dans
une Brochure intitulée : *Réponſe à un*

Mémoire envoyé de Lisbonne, touchant les Eaux minérales de Saint-Amand. Ces eaux, dit-il, paſſent par des houilleres, ou mines de charbon ; elles ſont impregnées d'un ſoufre très-pur, de bitume, de particules de fer, d'un ſel volatil &c. Et par l'expérience qu'il en a faite ſur quantité de maladies, il les déclare purgatives, deſopilatives, diurétiques &c.

Dans la diſpoſition où je ſuis depuis vingt-quatre ans, de m'inſtruire à fond ſur les principes de ces Sources, je n'ai rien négligé pour m'aſſurer de la vérité du fait. J'éxaminai ſoigneuſement les terres, les pyrites, les marcaſſites qui me tomboient ſous la main ; & j'appris d'abord par le témoignage des Travailleurs aux mines de charbon, que ſuivant les apparences, les terres voiſines de nos Fontaines étoient chargées de charbon minéral.

Un évenement qui ſe paſſa ſous mes yeux en 1736, ſembla me confirmer dans cette penſée. Je vis ſonder un terrein à la hauteur du *Moulin-des-loups*, Fauxbourg de Saint-Amand, éloigné d'une demi-lieuë au plus, de nos Fontaines. On en tira d'abord trois lits de terres ſemblables à celles du voiſinage de nos

Sources ; mais quelques Ouvriers ayant creufé plus profondément, ils trouverent une terre qui rappelloit le charbon minéral. Ils en brûlerent en ma préfence, & m'affurerent de nouveau, que cette efpéce de terre annonçoit communément une mine de charbon.

Il eft vrai que les endroits où l'on trouve effectivement de groffes maffes de charbon minéral, dépofent en faveur de l'Anonyme, & des Auteurs qui m'ont précédé. On voit quelquefois réjaillir des interftices de ces maffes, des eaux claires & tranfparentes ; elles font froides, falées, fans odeur ; & les Ouvriers n'en boivent pas, de peur de s'incommoder. Mais une chofe qui ne mérite pas moins nos attentions, c'eft qu'en fouillant à une certaine profondeur, dans les endroits où l'on s'attend à rencontrer le charbon minéral, on trouve un grand nombre de pyrites fulfureux, ou minéraux inflammables, contigus à un certain volume d'eau, qui en diffout la partie terreufe. Cette feule réfléxion me fit foupçonner que nos Eaux empruntoient de ces pyrites, une partie des propriétés que nous leur reconnoiffons ; je redoublai mes attentions, & j'eus la fatisfa-

&ction de voir que l'expérience s'accordoit
avec mes conjectures.

Quoique la décompofition que j'ai faite
de ces pyrites, ne foit pas abfolument
conforme aux régles de la Chymie, elle
n'eft pourtant pas moins inftructive que
celles des marcaffites, qu'on découvrit
lorfqu'on creufa les fondemens de l'Hôpital Militaire, & de la Chapelle de la
Fontaine. On en découvrira fans doute,
un plus grand nombre, dès que l'occafion
fe préfentera de fouiller dans les terres
voifines de nos Eaux.

Je conviens pourtant que le flambeau
de l'Analyfe, en dévoilant à nos fens,
le foufre, le bitume, le fer, l'huile bolaire, & les autres principes des Eaux
minérales, nous laiffe encore dans une
grande incertitude fur les caufes cachées
qui les réuniffent dans un corps liquide.
On ne doute pas que les opérations chymiques, les plus fimples & les plus efficaces, ne s'éxécutent continuellement
dans les entrailles de la terre; mais qui
pourra pénétrer les fecrets de la nature ?
Quel agent emploie-t-elle pour parvenir
à fes fins ? Quel Phyficien ofera fe flater
de connoître à fond l'arrangement, la
combinaifon, le rapport d'une infinité de

particules réduites à une extrême peti-
tesse, qui par là deviennent propres à se
glisser dans les corps les plus solides?
Au reste, la nature plus attentive à pour-
voir à nos besoins, qu'à satisfaire notre
curiosité, nous instruit suffisamment sur
les effets des remedes qu'elle nous prépare dans les Eaux minérales de Saint-
Amand. Ces effets ne font pas moins
prompts, ni moins salutaires, depuis
l'inondation de 1745. L'Hôpital du Roi
fut ouvert cette année ; je réitérai l'éxamen de nos Eaux, sans y observer la
moindre altération. Beaucoup de Soldats
en furent guéris ou soulagés ; & les particuliers s'en trouverent également bien:
En sorte que le peu de régime qu'on ob-
serve dans ces rencontres, est peut-être
la seule chose dont on puisse se plain-
dre.

Je ne rapporterai pas dans cet Ouvrage, toutes les observations, ni toutes
les expériences que j'ai faites, tant sur
nos Eaux, que sur leurs Boües : Cela
nous meneroit trop loin : Je me contenterai de parler des plus intéressantes, &
je le ferai le plus succintement qu'il me
sera possible.

Je n'ai plus qu'un mot à dire touchant les effets des Eaux de Saint-Amand, mariées avec le lait. Ce mêlange employé à propos, fit de merveilleux progrès dans l'Hôpital Militaire, où j'ai l'avantage de faire les fonctions de Médecin depuis plusieurs années. Les personnes qui ont bien voulu se soumettre au régime qu'il éxige, ont éprouvé son efficacité contre les maladies les plus opiniâtres ; ainsi qu'on verra au Chapitre XII, où je n'en parlerai qu'en bref ; car j'avouë ingénuëment que cette matiere mériteroit un Traité particulier.

OBSERVATIONS

OBSERVATIONS

SUR LES EAUX MINÉRALES

DE SAINT AMAND.

CHAPITRE PREMIER.

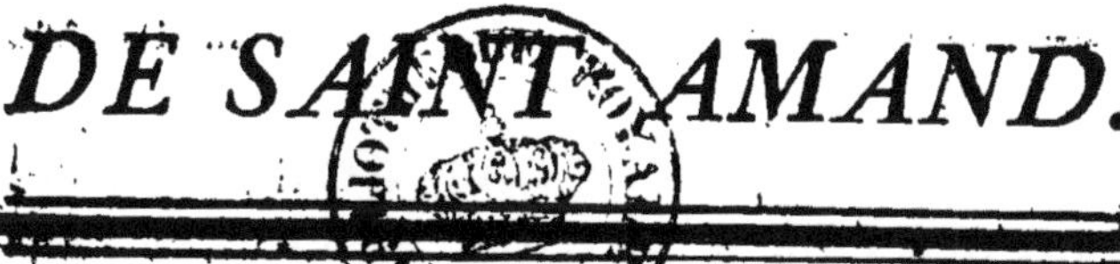

Antiquité & situation des Fontaines minérales de Saint-Amand.

DANS le septiéme siécle, *S. Amand* Evêque de *Maſtricht*, obtint du Roi *Dagobert*, une Terre inculte & ſauvage, arroſée par la *Scarpe* & la petite Riviere d'*Elnon*, entre *Tournay* & *Valenciennes*. Le Diplôme du Roi, daté de 639, porte expreſſément, que le ſaint Evêque avoit deſſein d'y fonder une Abbaye ; & que, malgré l'épaiſſeur des bois & des bruyeres, il ſe propoſoit d'y

A

établir une demeure propre à la vie monaſtique. (1)

Telle eſt en peu de mots, l'origine de la célébre Abbaye de S. Amand, & de la petite Ville de même nom. Les Fontaines minérales dont il s'agit, ſituées dans ſon territoire, n'en ſont éloignées que d'une demi‑lieuë. On les appelle communément *Fontaines-Bouillons*; à cauſe du bouillonnement continuel qu'on obſerve à la ſurface de leurs Eaux.

On voit au premier coup d'œil, que ces Fontaines étoient autrefois envelopées dans les bruyeres & dans une eſpéce de forêt, dont une partie ſubſiſte encore ſous le nom de *Bois de Saint‑Amand*. Ainſi il paroît aſſez inutile de rechercher ſi les Romains ont pénétrés juſqu'à ces Sources, au milieu d'une Terre inculte, qui n'étoit pas encore défrichée du tems de *Dagobert I*.

Il eſt vrai qu'on a trouvé à trente pas de ces Fontaines, pluſieurs branches de chauſſée aſſez étroites; qu'on a découvert à trois ou quatre pieds de profondeur, des ſtatuës, des

---

(1) *Qui locus licet eſſet, propter multam ſylvæ denſitatem ad extirpandum difficilis &c.* Miræus Diplom. Belgic.

pierres, des fragmens de vafes antiques &c; mais ces indices ne font pas fuffifans; de même que les ftatuës de bois, hautes de 12 à 13 pieds, qu'on a tirées en nettoyant le lit de nos Sources : Tout cela eft, peut-être, une fuite de l'attention des Chrétiens, à fupprimer dans le Pays, les monumens du Paganifme. On peut confulter là deffus, les Auteurs que j'ai cité dans ma Préface.

Quoiqu'il en foit, nos Fontaines font préfentement renfermées dans une Ferme (2) de *la Croifette*. Rien ne manque dans ce Hameau pour les perfonnes qui fe propofent d'y récouvrer la fanté; logemens, promenades agréables, appartemens féparés &c : On y entretient même une Pharmacie pour ceux qui ont befoin de remedes.

Ces Fontaines font au nombre de cinq.

La premiere connuë fous le nom de *Fontaine-Bouillon*, ou du *grand Baffin*, eft la plus ancienne. Monfeigneur le Maréchal de *Boufflers* y fit travailler en 1698. On la refervoit d'abord pour les Bains; mais de

---

(2) Cette Ferme eft éloignée d'environ un demi-quart de lieuë du gros du Hameau ; on y trouve également tout ce qui eft néceffaire &c.

puis 12 ou à 13 ans, c'eft celle qu'on préfere pour l'ufage interne. Elle contient environ 6 pieds d'eau, depuis fon niveau jufqu'à une voute de fable mouvant, dont l'épaiffeur eft à peu près de 6 à 7 pieds.

Sous cette voute de fable, il y a une cave d'eau d'environ 16 pieds de profondeur, dont on ignore l'étenduë en long & en large. Le fond de cette cavité eft un gravier, une terre folide, qu'on doit regarder comme le véritable lit des Eaux de cette Fontaine.

On conçoit naturellement que cette couche de fable fufpenduë entre deux eaux, doit être fujette à bien des variations. En effet, elle difparoît quelquefois totalement ou en partie, felon les différentes agitations de la Fontaine. Alors l'eau fe trouble pour un moment, & les bouillonnemens rapides caufés par les bulles d'air qui s'échapent du fable mouvant, ramenent divers corps étrangers à fa furface. Ces bouillons ne laiffent pas de s'élever fenfiblement, lors même que la couche de fable paroît tranquille ; c'eft pourquoi cette Source eft ordinairement défignée fous le nom de *Fontaine-Bouillon*.

La feconde n'eft éloignée que de fix pieds au plus, du *grand Baffin*. Nos Anciens prétendent que c'eſt une branche de la cave d'eau, dont nous venons de donner la deſcription. On y bâtit un Pavillon de bois en 1716 ; mais l'édifice s'écroula vingt ans après : De là vient qu'on l'appelle la Fontaine du *Pavillon ruiné*.

La troiſiéme eſt la Fontaine d'*Arras* ; ainſi appellée, parce qu'un Evêque de cette Ville y recouvra la ſanté. C'eſt une petite Source qui coule à l'aide d'un tuyau, & qui ſe déchargeoit, ſuivant M. *Braſſart*, dans celle du *Pavillon ruiné* : Mais divers ouvrages de terre & de maçonnerie ont détourné ſon cours. Elle ſe décharge maintenant à 30 pas des Bouës. C'eſt, dit-on, la route qu'elle prenoit anciennement.

L'uſage de cette Source ne me paroît établi que depuis 1714. Je ne connois aucun Mémoire ſur ce ſujet. Il ſemble que M. *Braſſart* n'en a parlé qu'à l'occaſion du rétabliſſement de l'Evêque d'Arras. Il ſuffira de dire en paſſant, que ſuivant ma propre expérience, ces Eaux ne cédent en rien à celles des deux premi eres Sources ; & que ſi l'on eſſayoit d'établir des bornes à celle-ci, on la feroit probablement couler de nouveau, dans l'une ou l'autre des deux premieres.

La quatriéme Source eſt celle de la Chapelle. L'eau en est tiéde, & bouillonne ainsi que les autres. Elle servoit autrefois à laver ceux qui sortoient des Bouës. On l'employoit de plus à l'usage des Bains ; mais depuis le déplacement de ces Bains elle est entiérement négligée.

La derniere est la Source ferrugineuse, située dans la prairie contiguë à la grande allée. Elle communiquoit autrefois à deux puits, construits de pierres brutes, rangées sans ciment les unes sur les autres. On y a trouvé des fragmens de vase d'une tournure singuliere.

En 1727 j'ai vu pratiquer à cette Fontaine, deux voies de décharge, pour faciliter son écoulement dans le ruisseau qui est vis-à-vis de l'Hôpital. M. *Delalaing*, Docteur & Professeur en Médecine de l'Université de Douay, qui prenoit alors les Eaux, m'assura que cette Source étoit chargée de matieres ferrugineuses. La terre rougeâtre & bolaire que j'observai le long du ruisseau, la creme brune qui s'en élevoit de distance en distance, me confirmerent dans cette pensée. M. *Brassart* alloit plus loin : il me répéta plusieurs fois qu'il les avoit mises en usage, & qu'il y reconnoissoit les qualités de celles de *Spa*.

Cette Source est si négligée qu'on la reconnoît à peine. L'eau en eſt froide , un peu trouble & onctueuſe , d'un goût approchant de l'eau de forgeron : Elle prend couleur avec la noix de galle, les feuilles de chêne, les écorces de grenade &c; & elle donnoit quelquefois des ſelles noires aux perſonnes qui en faiſoient uſage.

Je me bornerai à ces obſervations ſur les deux dernieres Sources qui ne ſont plus d'aucun emploi. Celle du *Pavillon ruiné* étant très-négligée, (3) je n'en parlerai qu'en paſſant : Mais je m'attacherai par préférence à la Fontaine du *grand Baſſin* & à celle d'*Arras*.

Pour éviter la confuſion , je rapporterai d'abord les opinions des Médecins. Je paſſerai enſuite à l'éxamen du terrein qui environne nos Fontaines ; & de là à l'Analyſe des principes de nos Eaux minérales. On verra qu'elles n'ont rien perdu de leur efficacité ; & que les expériences modernes s'accordent à peu de choſe près, avec les anciennes découvertes de nos Prédéceſſeurs.

-----

(3) Cette Source a été très-fréquentée juſqu'en 1736 , parce qu'avant ce tems , le grand Baſſin ne fourniſſoit preſque plus d'eau.

CHAPITRE II.

Opinions des Médecins qui ont écrit sur les principes des Eaux de Saint-Amand, depuis 1685 jusqu'en 1750.

M. *Heroguelle* étoit déja connu par ses Obfervations fur les Eaux du *Saulx-foir* & de *Marimont*, lorfqu'il vint s'établir à *Saint-Amand*. Il eft le premier, comme j'ai déja dit, qui ait publié les propriétés & les vertus de nos Eaux. L'eftime que M. de *Vauban* faifoit de ce Médecin, les témoignages avantageux qu'il recut de plufieurs perfonnes de diftinction, marquent affez combien il étoit en état d'en juger.

Ce Médecin femble n'avoir fait ufage de nos Eaux, qu'autant qu'elles *étoient renforcées par leurs propres fels* ; il ne devoit cependant pas ignorer la guérifon de l'Archiduc *Léopold*, que l'ufage pur & fimple de ces Eaux puifées à leur fource, avoit délivré de la gravelle.

Il reconnoît d'ailleurs qu'ayant diftillé & évaporé une partie de nos Eaux minérales, " Elle laiffa au fond de la cucurbite, un leger ,, enduit blanchâtre d'odeur fulfureufe ; & au

,, fond, un autre de faveur ferrugineufe. ,, Et
la pag. 28 de fon fecond Traité : " Les efprits
,, & fels volatils de ces Eaux , (dit-il) con-
,, fument les férofités des poumons , les dé-
,, gagent &c. ,,

M. *Braffart* dans fon Traité de 1698 ,
confirme l'opinion de fon Prédéceffeur fur
l'éxiftence du foufre minéral ou du volatil
fulfureux , par l'éxamen de la terre couleur
d'ardoifes qu'il découvrit autour de nos Fontaines. " J'ai trouvé ; (dit cet Auteur pag.
,, 6 ,) plufieurs fibres de couleur de citron ,
,, d'autres grisâtres, luifantes, qui répandoient
,, en les brûlant une odeur très-fulfureufe ;
,, de maniere que la vuë feule & l'odorat
,, font connoître fans le feu , que ces terres
,, font pleines de foufre &c. ,, " Les efprits
,, fulfureux, (ajoûte-t-il pag. 8,) qui fra-
,, pent ces Eaux, leur communiquent une
,, fubftance balfamique , qui confolide , dé-
,, terge les parties du corps , & fur tout
,, celles de la poitrine. ,,

J'avouë que M. *Jacque* , Médecin de
Tournay , (4) parle de nos Eaux , comme
des eaux communes , avec cette différence ,

____

(4) Réponfe à une Lettre de M. *Braffart* , imprimée à *Tournay* , 1698 , pag. 10.

ajoûte-t-il , *qu'elles ne font pas fi pures.* Il
leur accorde pourtant quelque efficacité contre les chancres , les ulceres , la galle in-
vétérée , dartres, germes de vérole &c : Or,
de femblables vertus conviennent - elles à
l'eau commune ? Ce Médecin auroit sûrement
changé de langage , s'il fe fut donné la peine
de fe rendre fur les lieux.

M. *Doyfon* Médecin penfionnaire de la même Ville , a mieux penfé fur cette matiere. Il
s'affura par lui même, de la qualité des Eaux
de nos Fontaines ; & s'il les compare à l'eau
commune, ce n'eft que par rapport au degré
de pefanteur, qui lui paroît à peu près égal
de part & d'autre. Au refte , fes Ouvrages
publiés en 1698 , tout minces qu'ils paroiffent , ne laiffent pas de renfermer un détail
affez inftructif. On y voit à la page 12 , que
l'efprit de foufre ou de vitriol , fe précipite
dans nos Eaux en petites bulles ; que l'efprit
de térébenthine verfé à leurs fources, y
repréfente une couleur d'iris ; que l'argent
y prend une couleur d'or ; que l'Auteur a
recueilli dans les terres contiguës à nos
Fontaines, un fel impur, plus acide qu'alkali; que ces terres font d'ailleurs alkalines;
que le foufre y paroît fous diverfes figures;
& qu'enfin il a trouvé du fer &c. De là il

conclut que nos Eaux font redevables de leurs principales vertus aux particules vola-tiles, fulfureuses & métalliques, aux matie-res bitumineuses & falées qu'elles entraînent à leur paffage. Il convient enfuite qu'il a trouvé moins de fel dans ces Eaux que dans leurs terres : après quoi il fait connoître leurs excellentes vertus pour les maladies des reins, de la veffie, vices bilieux, obftructions &c. V. pag. 14.

Cependant la réputation des Eaux de Saint-Amand croiffoit de jour en jour. M. *Briffeau* avoit fait par leur moyen des cures furprenantes, foit qu'elles fuffent tranfpor-tées ou prifes à leurs Sources. Dans l'éxa-men qu'il en fit fur les lieux, il y obferve une odeur de foufre " Qui ne fe trouve plus „ dans l'eau tranfportée, & s'évanouit à la „ diftillation. „ Il croit que ces odeurs naif-fent d'une mine de foufre par où elles paf-fent, & dont *elles reçoivent les exhalaifons.* La raifon qui lui fait douter fi les principes fixes du foufre éxiftent dans nos Eaux, " C'eft, „ (dit-il) que les Sçavans dans leurs Analyfes, „ n'ont pu parvenir à rendre ce minéral fous „ une forme concréte : „ Mais s'il avoit confidéré que le foufre de nos Fontaines eft lié trop étroitement avec une fubftance bi-

tumineufe, pour qu'on puiffe l'en féparer ;
s'il avoit jetté les yeux fur les filamens fulfureux qui abondent dans les voies de décharge de nos Eaux, il auroit conclu qu'elles
contiennent l'équivalent du foufre concret,
qu'on trouve dans plufieurs Eaux thermales.

Le même Auteur ajoûte, après avoir
éxaminé les fels, les terres alkalines, & le
grand nombre de marcaffites plus ou moins
perfectionnées, qu'il avoit tirées du voifinage
de nos Fontaines : " Il n'eft pas difficile de
,, concevoir comment ces fels armés d'atomes
,, métalliques, & divifés à l'infini dans tous
,, les pores de l'eau, contribuent à corriger les
,, mauvais levains des premieres voies, à
,, adoucir & emporter les fels étrangers de la
,, maffe du fang, à charier les glaires & gra-
,, viers des reins &c...... Les maladies
,, qui ont le plus accrédité les Eaux de *Saint-*
,, *Amand*, font la gravelle, les cachexies,
,, les hydropifies même, les jauniffes, les
,, coliques, les rhumatifmes, les fcorbuts,
,, & toutes les indifpofitions caufées par ob-
,, ftruction, falure & acrimonie du fang
,, &c. ,, V. Journ. des Sçav. Octobre 1698,
pag 478.

M. *Mignot*, Médecin des Hôpitaux du
Roi à *Mons*, vint chercher à nos Fontaines

en 1699, un reméde aux vomiſſemens bilieux dont il étoit ſouvent incommodé ; c'eſt
ce qui donna occaſion à ſes recherches, ſur
la nature & les effets de nos Eaux. Il y découvrit du ſoufre par la diſtillation & par la
voie de l'évaporation, environ neuf grains
à la livre, de réſidence, dont il tira un grain
ou deux de ſel, qu'il eſtime androgine ;
déclarant cependant, que s'il avoit un parti
à prendre, il donneroit la préférence au
ſel commun : & que d'ailleurs les principes
qu'on ne trouve pas dans nos Eaux, & *qui
ſe diſſipent aiſément*, faiſoient ſuivant lui,
leur principal mérite.

Cet Auteur entend ſans doute par ces
mots, *qui ſe diſſipent aiſément*, les volatils
ou eſprits ſulfureux qui échapent aux opérations chimiques : Car il témoigne d'ailleurs
qu'il n'a pas ſeulement trouvé du ſoufre dans
le voiſinage de nos Eaux ; mais encore " des
„ fleurs de ſoufre très-minces & en ſillons,
„ contenuës dans les interſtices des marcaſſi-
„ tes ferrugineuſes. „

Dans les terres & les marcaſſites les
plus friables, il apperçut un ſel un peu acre,
qui ne diffère en rien de celui des Eaux,
quelques morceaux d'un minéral obſcur, preſque tout ſalain, aiſé à diſſoudre, d'un goût

de vitriol, l'engagerent à décider que nos Eaux renferment des particules vitrioliques : & en général, du soufre, du fer, des matieres sablonneuses, qui contiennent peut-être des sels volatils. V. pag. 17, chap. 3. Il passe ensuite à un ample détail des maladies auxquels nos Eaux conviennent.

M. *Brassart* dans son deuxiéme Traité de 1714, ne s'éloigne de l'opinion de M. *Mignot*, qu'en ce qu'il doute de l'éxistence du vitriol. Les observations qu'il fait sur les terres contiguës à nos Fontaines, semblent se rapporter tant aux élémens du charbon minéral, qu'aux principes ferrugineux. V. pag. 21. Nous sommes redevables à ce Médecin d'un grand nombre d'observations sur les guérisons que nos Eaux ont opérées durant 45 ans au moins, qu'il en eut la direction.

M. *Pithois* nous donna quelque tems avant lui, une longue liste des personnes guéries ou soulagées par nos Eaux : mais il s'attacha moins à connoître leurs principes, qu'à détailler leurs principaux effets.

Il m'a paru que M. *Delvigne*, Médecin de notre Hôpital Militaire, pensoit suivant l'opinion unanime de ses devanciers, que nos Eaux empruntoient leurs vertus d'une

terre saline, ferrugineuse, sulfureuse & absorbante ; avec cette différence, qu'il les
crût un peu acides, pendant un certain
tems : ce qu'il attribuoit aux esprits volatils
d'un soufre dominant. Mais dès qu'il eût
observé par la voie de l'Analyse, des résidences
chargées de terre absorbante, avec un peu
de sel soit alkali, nitreux ou marin ; il
s'imagina que ces substances salines pouvoient
former des sels neutres, que l'eau tient en
dissolution. Il voulut s'en assurer par les
effets, & commença dès lors à les marier
avec le lait.

Enfin les Sçavans qui accompagnerent le
Roi en Flandre, durant le cours de ses glo-
rieuses Campagnes, se trouverent à portée
de satisfaire leur curiosité, touchant la nature
& la situation de nos Fontaines. Un habile
Académicien (5) qui se donna la peine de
les examiner soigneusement, décida que ces
Eaux *sont chargées de particules sulfureuses,*
& qu'elles empruntent probablement leurs
qualités du charbon minéral qui séjourne sur
les lieux, & dans les environs.

---

(5) M. *Morand.* Journ. des Sçav. Juin
1748, pag. 1003.

En effet, M. *Morand* employa avec fuccès le charbon minéral, infufé dans l'eau pour la guérifon de certaines maladies. Cet effai fut peut-être une fuite de l'éxamen des principes de nos Bouës. Elles conviennent, à fon avis, aux maux de jambe, aux paralyfies, aux fciatiques, aux rhumatifmes, & plus particulierement aux rétractions de nerfs ou de tendons.

Il s'agit maintenant de vérifier par différens procédés, les opinions des ces fçavans Obfervateurs : C'eft ce que nous allons faire dans les Chapitres fuivans.

CHAPITRE

CHAPITRE III.

Examen du terrein & des différens fossiles qui se rencontrent aux environs des Fontaines de Saint-Amand.

ON vient de voir par les témoignages de MM. *Brisseau*, *Doyson*, *Mignot* &c, qu'il n'est pas extraordinaire de trouver au voisinage de nos Eaux, des marcassites sulfureuses & ferrugineuses. On y découvre aussi différentes couches de terre, qui rappellent ces espéces de pyrites, nuancées de diverses couleurs, chargées de paillettes salines & brillantes. Mais, dit on, qui nous assure que les eaux de nos Fontaines sont filtrées dans leur passage, au travers de ces marcassites, pyrites &c ? Les raisonnemens qu'on en tire, sont bien foibles & hazardés.

Cette difficulté ne fut pas capable d'interrompre mes recherches depuis plusieurs années. Lorsqu'on creusa les fondemens de l'Hôpital du Roi & de la Chapelle, je ne trouvai à la vérité, que des terres grasses, bolaires, de diverses couleurs, avec quelques marcassites : mais celles qui étoient brunes, parſemées de brillans, me ſemblerent affez analogues aux pyrites, qu'on ne découvre qu'à une certaine profondeur, comme on verra ci-après.

En effet, la premiere couche offroit une terre noire & ſpongieuſe : La ſeconde, une terre brune, chargée de brillans, & nuancée de quelques veines jaunes ſemblables à l'o-cre ; d'où ſuintoit une teinture brune & onctueuſe. On ſera perſuadé de la vérité du fait, dès qu'on voudra ſe donner la peine de creuſer vis-à-vis de l'Hôpital, contre le foſſé qui confine à la promenade des Sol-dats.

PREMIÈRE EXPERIENCE.

Cette terre rougit à la calcination ; & ce qui eſt bien remarquable, elle donne à l'eau commune une odeur d'œufs couvés, ſem-blable à l'odeur des eaux de *Bouillon*.

En creuſant juſqu'à trois ou quatre pieds de profondeur, on rencontre une eſpéce de terre plus ou moins nuancée de veines noires, d'une conſiſtance très-legere. Elle eſt ſouvent entremêlée d'une terre bolaire, couleur d'ardoiſe, qui s'écaille & s'exfolie à l'air. Cette terre exhale une odeur ſulfureuſe, & brûle comme la tourbe.

II. EXPERIENCE.

Pour m'affurer de l'éxiftence du foufre naturel de couleur cendrée, qui réfide dans la feconde couche de terre, j'y pratiquai de petites cavités, & j'y plaçai de la premiere envelope de paille ou de la groffe charpie ; le foufre, à qui l'eau fervoit de véhicule, s'y attacha bientôt en abondance. Je retirai les charpies, & je les laiffai fécher pendant deux jours : alors je les préfentai au feu, qui s'en empara fur le champ ; & j'apperçus fenfiblement cette flamme bleuë qu'on obferve en brûlant du foufre commun.

Voilà pourquoi nos Eaux dépofent inceffamment certaines matieres fulfureufes, dans le fond & fur les rives des canaux par où elles fe déchargent. Les végétaux & les differens corps qui s'y rencontrent, font imbus de ce foufre, raffemblé en forme de filamens grisâtres.

III. EXPERIENCE.

Laiffez fécher ces réfidences fulfureufes qui abondent dans les voies de décharge de nos Fontaines, mettez-les fur des charbons ardens t ajoûtez-y d'abord un peu de nitre épuré & pulverifé ; vous verrez une flamme bleuë s'élever avec une certaine détonation. Cette épreuve qui réuſſit également ſur une platine de fer, porte l'éxiſtence du ſoufre juſqu'au dernier période de l'évidence ; mais elle donne à penſer, que le nitre pur n'éxiſte pas dans les réſidences de nos Eaux.

Tandis que j'étois occupé à l'éxamen du terrein qui environne les Sources de *Saint-Amand*, on ouvrit une carriere à *Mortagne*, Village éloigné d'une lieuë de nos Fontaines, où l'on eſpéroit de découvrir du charbon de terre. Je profitai de cette conjonĉture, pour étendre mes obſervations : J'y trouvai d'abord, à l'exception de la tourbe, des terres très-reſſemblantes à celles qui entourent nos Fontaines ; l'ocre, la marne, la terre glaiſe couleur d'ardoiſe, graſſe, onĉtueuſe &c. Les unes fermentoient avec les acides, les autres s'écailloient & s'exfolioient à l'air. L'eau qui ſe filtre également dans ces terres, embarraſſe extrêmement les Travailleurs ; ſur tout lorſqu'ils ſont parvenus à un gravier, rempli de pierres brunes, ſolides, & parſemées de brillans métalliques. Dès qu'on a enlevé ce lit de pierres, on découvre une terre onĉtueuſe & lapidifique ; c'eſt là qu'on rencontre des pyrites ſulfureux & ferrugineux

en grand nombre , liés avec une terre marneufe. Ils font pefans , de différente figure
& groffeur. Les uns font tendres & inflammables comme la houille ; les autres font
folides , parfemés de brillans métalliques , &
fermentent avec les acides.

IV. EXPERIENCE.

Plufieurs de ces pyrites contiennent des
particules ferrugineufes, qui s'attachent à l'aiman. Marque évidente de l'éxiftence du
fer.

V. EXPERIENCE.

Prenez deux ou trois de ces pyrites , gros
& entiers ; placez-les fur des charbons ardens : vous verrez bientôt s'élever une flamme bleuâtre avec l'odeur du foufre. Jettez-
les féparément dans quatre à cinq onces d'eau
de puits , cette eau commune prendra fur le
champ l'odeur des eaux d'*Arras* ; votre pyrite
fe diffoudra en précipité noir , fans troubler
l'eau , qui fera feulement chargée d'une
creme onctueufe à fa furface.

VI. EXPERIENCE.

Mettez pour un moment fous ce précipité
une piéce d'argent , elle jaunira d'abord ,

& noircira enfuite fi vous la laiffez plus long-
tems.

VII, Experience.

Faites précipiter votre pyrite dans une
bouteille d'eau commune ; placez au col de
la bouteille une piéce d'argent en forme de
bouchon , elle prendra une couleur jaune ou
noire , comme fi cette bouteille renfermoit
de l'eau de la Fontaine d'*Arras*.

Explication.

Le volatil fulfureux de te pyrite , qui s'eft
dévelopé par l'action du feu , ne pouvant
s'allier que difficilement avec l'eau , fe diffipe
& va fe fixer en partie fur la piéce d'argent
placée au col de la bouteille ; tandis que fon
alkali , qui eft la terre marneufe , fe précipite
avec quelques particules fulfureufes & métalliques. Ce raifonnement eft d'autant mieux
appuyé , que fi vous laiffez le pyrite au feu
trop long-tems , il fe calcine en noir ; fon
foufre s'exhale totalement , & l'argent n'en
fera plus coloré.

Je reviens à la defcription du terrein qu'on
a creufé à *Flines* , dans le Comté de *Mortagne*. Lorfqu'on a percé cette couche marneufe chargée de pyrites , on rencontre quelquefois une deuxiéme eau qui rejaillit avec

force d'un fable mouvant, & fait abandonner l'entreprife, fi l'on a négligé de bien étayer la foffe. Au refte, quoique cette eau paroiffe fans chaleur & fans goût, elle ne laiffe pourtant pas de caufer une odeur de foufre & d'œufs couvés, qui incommode beaucoup les Ouvriers. Lorfqu'ils ont furmonté ces obftacles, ils rencontrent une pierre brune, friable, bitumeufe, fulfureufe & pleine de petits brillans, qui s'enflamme & répand des exhalaifons conformes à fes principes.

Par ces indices, les Travailleurs font prefque affûté de rencontrer cette efpéce de charbon minéral, qui renferme dans fes interftices des feuilles ou veines de foufre naturel. Ces veines s'étendent quelquefois jufqu'à deux ou trois pieds, & fe divifent en une infinité de branches dans l'intérieur du charbon. On trouve auffi en perçant ce minéral, de petites cavités, où l'eau eft renfermée ainfi que dans une bouteille; mais en petite quantité.

VIII. Expérience.

L'eau qui féjourne ainfi dans l'intérieur du charbon minéral, exhale par la voie de l'évaporation, une odeur fulfureufe &c

En fecond lieu, cette eau donne à la

livre , vingt grains de beau fel , un peu âcre & piquant , analogue au fel marin.

Ce fel eft de figure plane & cubique , avec quelques aiguilles ; il verdit la teinture de violettes ; il ne rétablit pas le tournefol rougi par les acides : en un mot , il eft très-femblable au fel de nos Eaux , dépouillé de fes parties bitumineufes & terreftres.

Application.

Cet Article fera éclairci par la quatriéme Expérience du Chapitre VI. Il tend à conftater l'Analogie du territoire de *Mortagne* , avec le terrein qui environne nos Fontaines. Il eft d'ailleurs inconteftable , que les Eaux minérales empruntent leurs qualités de différentes couches de terre , qui fe rencontrent à leur paffage : ainfi les principes de nos Eaux tirent leur origine du terrein que nous venons d'éxaminer ; l'expérience nous en affure ; & le détail où nous allons entrer dans les Chapitres fuivans , ne fervira , comme on efpere , qu'à confirmer la vraifemblance de nos Obfervations.

CHAPITRE IV.

Où l'on éxamine les principes volatils de nos Eaux minérales.

ON appelle *minérales*, les eaux filtrées dans le fein d'une terre qui renferme certains minéraux, tels que le foufre, le bitume, le fel commun, le fel nitre, les fubftances métalliques &c. Sur ce pied là, plus une eau eft chargée des parties les plus diffolubles de ces différens corps, & plus elle eft minérale.

Sous le nom de minéraux, je comprens avec M. *Macquer* (6), les mixtes, les foffiles qui réfultent de la combinaifon des minéraux fimples, avec les autres fubftances terreftres, fablonneufes & lapidifiques ; telles que les marcaffites, les pyrites, & le charbon de terre &c. Les principes des Eaux minérales font fixes ou volatils. Les premiers, peuvent fe réduire en maffe ; les autres, plus ou moins attennés, fe diffipent à l'évaporation. L'eau même qui paroît froide, n'eft fluide

____

(6) Elém. de Chymie.

que par le feu qu'elle contient en aſſez grande
quantité (7) ; c'eſt pourquoi elle ne laiſſe
pas de s'évaporer, & d'exhaler les principes
étrangers dont elle eſt chargée : Mais les
volatils qui ſe diſſipent par ce degré de chaleur inſenſible, ſont d'une ténuité inconcevable.

Je ſuppoſe maintenant que cette quantité
de feu, ſans quoi l'eau ſe convertiroît en
glace, eſt entretenuë & augmentée par le
ſouffre, par la rencontre & la pénétration
des ſels, ou par la colliſion des concrétions
métalliques qu'elle trouve à ſon paſſage : Il
en réſultera un mouvement inteſtin, accompagné de chaleur qu'on appelle *efferveſcence*
ou *fermentation*.

On n'ignore pas que l'eau contient dans
ſes pores une certaine portion d'air, dont
elle ſe décharge dans le *vuide*. Or, une matiere étrangere comme le ſouffe, le ſel &c,
peut également ſe loger dans les pores de
l'eau, & déplacer les bulles d'air qu'elle contient ; de là vient que ces particules aërien-
nes s'élevent en vertu de leur legereté reſ-
pective, & forment des bouillons à la ſurface de l'eau.

----

(7) V. M. *Nollet*, Phyſiq. expérim. T. 4.

Lorsque l'introduction des corps étrangers cause dans l'eau un degté de raréfaction assez considérable, elle s'échauffe sensiblement; hors de là elle semble conserver sa froideur naturelle, ou même elle se refroidit, si les corps étrangers ne sont pas sulfureux ou bitumineux &c.

Ces connoissances préliminaires suffiront, je crois, pour expliquer avec quelque justesse, ce qui se passe dans nos Fontaines. Au point du jour on apperçoit à l'approche de nos Eaux minérales, une odeur de soufre qui rappelle les œufs couvés, ou la poudre à canon. Cette odeur s'affoiblit peu à peu; & vers le midi, elle n'est pas à beaucoup près, aussi sensible. La raison en est claire. Le froid de la nuit referre les pores de l'eau; ainsi les principes volatils s'en échapent plus difficilement : Mais dès que les premiers rayons du soleil dilatent ce fluide, il se prête librement à l'évaporation des volatils, qui s'épuisent en partie, & se répandent dans l'athmosphere. Voilà pourquoi l'odeur sulfureuse de nos Eaux, capable de causer au matin les legers maux de tête, dont se plaignent les Bobelins, ne fait presque plus d'impression, à mesure que la chaleur du jour la dissipe. Au reste, les vapeurs qui s'exhalent de la Fontaine d'*Arras*, font plus fortes que celles du *Pavillon ruiné*, ou du grand *Baſſin*.

Il s'en faut bien que ces volatils ſulfureux, affectent le goût d'une maniere auſſi décidée que l'odorat : Les eaux du *grand Baſſin* & du *Pavillon ruiné*, font preſque inſipides, claires & tranſparentes. Apparemment que leurs principes font trop volatiliſés, pour affecter l'odeur du goût. Cependant les corps étrangers qui ſe gliſſent dans nos Eaux, y cauſent un certain degré de raréfaction. Les Eaux des trois Sources font tiédes : elles ſurpaſſent en chaleur de deux ou trois degrés, la température de l'air qui les environne ; comme on le verra dans la ſuite.

L'*ébullition* eſt le phénomene le plus conſtant. Des bulles d'air déplacées par la ſubſtitution des corps étrangers ; je dis plus, rarefiées par ces corps, la plûpart abſorbans & ſulfureux, s'élevent inceſſamment à la ſurface de noſ Eaux : Ce qui ſuppoſe abſolument un principe de chaleur. Je m'explique : La ſubſtitution d'un corps froid, ſuffit à la vérité, pour déloger l'air & le feu que l'eau contient ; & par conſéquent, pour faire remonter ces corps legers à ſa ſurface, en forme de bouillons : Mais ſi cette ébullition est continuelle & accélérée, si elle procéde d'une eau plus chaude que froide, on doit l'attribuer à la réünion ou à la séparation du soufre, avec les molécules salines. Or, nos Eaux renferment du soufre & du sel : Il n'est donc pas étonnant qu'elles soient dans un état de chaleur & de fermentation. Ce principe n'est pas contesté : Mais on soupçonne au surplus, que ce principe d'*effervescence* tire son origine du mêlange des particules sulfureuses, avec des substances métalliques & ferrugineuses. J'avoüe que ces substances ferrugineuses sont assez problématiques pour bien des gens. On me permettra pourtant de produire en tems & lieu, mes conjectures, qui favorisent beaucoup l'éxistence du fer. Je me borne ici à constater quelques effets du volatil sulfureux.

I. Experience.

Versez de l'esprit de térébenthine dans les Fontaines de *Saint-Amand* ; vous verrez d'abord, des couleurs semblables à celles de l'arc-en-ciel. Si vous répétez cette Expérience dans l'obscurité, il s'en éleve une fumée lumineuse qui paroît imiter la flamme.

Explication.

L'efprit de foufre qui émane de nos Eaux minérales, dévelope apparemment les parti-cules volatiles de la térébenthine par fa cha-leur, & produit une efpéce de phofphore lumineux. La perfuafion où j'étois que ce phémonene pouvoit également réfulter d'une diffolution de pyrites, (8) ou de quelques fubftances ferrugineufes, me fit faire l'épreu-ve fuivante.

II. Experience.

Dans un pot d'eau de pluie, je mis en infufion deux livres à peu près, de limaille de fer, jufqu'à ce que l'eau fut totalement ab-forbée. Au bout de dix mois il s'étoit for-mé à la furface de cette limaille, une peau féche d'un beau verre d'antimoine, avec des brillans ; mais fi mince & fi fragile, qu'elle fe brifoit à chaque inftant fous les doigts.

Au refte, la limaille ne formoit plus qu'une maffe très-dure, couleur d'un fafran

---

(8) Ce phémonene s'éxécute fort bien dans une pinte d'eau de pluie diftillée, dans laquelle on aura fait infufer quelques gros pyrites pen-dant fix mois.

de Mars foncé. Je mis dans un pot d'eau de pluie, quatre à cinq onces de cette maſſe ; elle s'y précipita ſans lui donner aucune teinture. Ayant laiſſé repoſer l'eau quelques momens, je verſai à ſa ſurface un peu d'eſprit de térébenthine, qui me fit voir en racourci, les couleurs que j'avois obſervées aux Fontaines. Des cloux infuſés dans l'eſprit de térébenthine, jettés enſuite dans un pot d'eau, réuſſiſſent également.

III. Experience.

Rempliſſez une bouteille de demi-pot, d'eau de *Bouillon*, à un ou deux pouces près de ſon orifice ; faites la même préparation avec les eaux de la Fontaine d'*Arras*, & du *Pavillon ruiné* ; couvrez enſuite l'orifice de chaque bouteille, avec une médaille d'argent ou de cuivre bien décraſſée, les vapeurs de l'eau de la Fontaine d'*Arras*, tarderont peu à charger la médaille d'une couleur d'or, & de la noircir même en ſept à huit heures de tems. Celle qui reçoit les exhalaiſons de l'eau du *Pavillon ruiné*, ne ſera pas colorée auſſi promptement ; mais l'eau de *Bouillon*, moins active que les deux autres, ne produit cet effet que très-rarement. Un chandelier de cuivre expoſé quelques minutes à la décharge de la Fontaine d'*Arras* , contracte une couleur d'or , & la confervera au moins pendant trois mois.

On fent bien que le volatil fulfureux , eft le principal acteur dans tout cela. Une infufion de pyrites , produit les mêmes effets , fuivant la feptiéme Expérience du Chapitre III. Si nous paffons donc aux principes fixes , ne perdons pas de vuë les terres marneufes , les houilleres , les pyrites & les marcaffites : Car c'eft de là qu'on doit partir , fi l'on veut prononcer avec quelque certitude , fur les diverfes qualités de nos Eaux.

CHAPITRE

CHAPITRE V.

Examen des Eaux de Saint-Amand par la voie des mêlanges. (9)

LOrſqu'une eau eſt chargée de principes étrangers, on les reconnoît par le mêlange des teintures exprimées des végétaux ; telles que les ſucs de violette, de tourneſol &c, ou par l'infuſion des métaux diſſous à l'aide des acides, comme on le verra dans les expériences ſuivantes.

Préparations.

Les eaux communes qu'on emploie, pour les comparer à celles de nos Fontaines, ne ſont pas indifferentes. La plus pure eſt l'eau de pluie, qui n'a pas été reçuë dans des tuyaux de plomb ou de fer. Celle-là eſt diſtillée par les mains de la nature ; on la

---

(9) Je fus préſent lorſque M. *Delvigne* Médecin de notre Hôpital, fit ces expériences en 1740. Je les réitérai depuis en 1745 & 1747 avec un égal ſuccès.

C

diftille encore par le fecours de l'art ; &
pour éviter toute furprife , on la laiffe re-
pofer quelques jours à la cave , avant que
d'en faire ufage.

On peut fe fervir alternativement d'eau de
puits ou de fontaine ; mais comme ces
fortes d'eaux portent toujours l'empreinte du
terrein où elles font filtrées , on doit éxaminer
avant tout , fi elles découlent d'une terre
marneufe , argilleufe &c.

I. Experience.

1°. Si l'on jette quelques gouttes de teinture
de violettes, ou de tournefol , dans l'eau de
nos Fontaines , elle ne prend pas de couleur
rouge.

2°. Eprouvez de mettre dix à douze grains
de cochenille concaffée , dans trois onces
d'eau de pluie; il en réfultera peu à peu un
rouge foncé, approchant de la couleur du
gros vin. Mais nos Eaux ne contractent qu'un
violet rougeâtre & tranfparent , qui pâlit à
mefure qu'on laiffe plus long-tems la cochenille en infufion.

3°. Les feuilles de chêne , l'écorce de grenade , & la noix de galle , ne communiquent
aucune couleur à nos Eaux.

Application.

Le premier & le troisiéme essai, ne dénotent aucun acide vitriolique dans nos Eaux; car si elles contenoient quelque acide vitriolique, elles rougiroient la teinture de violettes, & elles prendroient une couleur noire ou violette avec la noix de galle.

L'infusion de cochenille n'est pas plus concluante, en faveur de l'acide vitriolique; j'imagine que s'il en existe quelques particules dans nos Eaux, elles sont absorbées par les alkalis, que la terre marneuse des pyrites &c, leur communiquent. La couleur de la cochenille qui s'affoiblit peu à peu, semble confirmer ce soupçon.

II. Experience.

1°. Le syrop de violettes mêlangé avec nos Eaux, semble verdir un peu.

2°. La même chose arrive dans l'eau de puits, qui découle d'une terre marneuse.

3°. Le savon ne se dissout pas difément dans nos Eaux; il y paroît d'abord en grumeaux & en filamens.

Application.

Le premier & le second procédé, annon-

cent des alkalis empruntés de la terre marneufe, des pyrites &c.

Le favon eft plus équivoque. Dirons-nous
que l'acide vitriolique de nos Eaux, faifit
d'abord les parties alkalines du favon ? Mais
cet acide n'éxifte pas, ou il y eft déja abforbé,
comme nous avons dit. J'aimerois mieux
attribuer ces molécules groffieres du favon,
à l'union de fa partie huileufe, avec les molécules de bitume, que nos Eaux empruntent de la terre onctueufe qui les environne.

III. Experience.

1º. Si vous mêlez du fel de tartre avec
les Eaux de nos Fontaines, elles deviennent
laiteufes, & dépofent peu après un leger
fédiment. L'huile de tartre par défaillance,
rend cette couleur plus tranfparente.

2º. On apperçoit les mêmes effets, lorfque
dans quatre ou cinq onces d'eau marneufe,
on a fait diffoudre dix ou douze grains de
fel marin.

3º. Un demi-gros de fel faturne, mêlangé
avec cinq onces d'eau de la Fontaine d'*Arras*, donne d'abord une couleur laiteufe,
avec un précipité fort blanc.

Application.

Tout ceci démontre l'éxiſtence du ſel, dans nos Eaux minérales. Ces particules ſalines y ſont ſi diviſées, qu'elles n'altérent point leur tranſparence : Mais dès qu'on y mêle du ſel ſaturne, par éxemple, ce ſel étranger s'unit au ſel minéral. De là naiſſent des molécules plus groſſieres, qui rendent la liqueur opaque & laiteuſe ; tandis que les particules terreſtres & alkalines ſe précipitent par leur propre poids, en forme de ſédiment.

IV. EXPERIENCE.

La ſolution du ſublimé corroſif, donne aux Eaux de *Saint - Amand*, une couleur blanche & laiteuſe ; la liqueur s'éclaircit au bout de 14 heures, & donne un précipité blanc en maſſes irrégulieres, où l'on obſerve de menus grains orangés en très-petit nombre.

Application.

Ce procédé ſemble indiquer un alkali volatil urineux ; car la ſolution du ſublimé corroſif rougit avec les alkalis fixes, & prend une couleur blanche avec les volatils urineux : Il eſt donc vraiſemblable, que cette eſpéce d'alkalis réside dans nos Eaux. Les menus grains orangés semblent indiquer quelques fubftances qui participent des alkalis fixes, & qui fe trouvent combinées avec quelque acide : au refte, cet acide y paroît réduit prefque à rien.

V. EXPERIENCE.

On met quelques gouttes de diffolution d'argent par l'efprit de nitre, dans 8 onces d'eau minérale. Ce mêlange prend d'abord une couleur laiteufe, enfuite une couleur cendrée, qui s'éclaircit peu à peu, & fe réfout en précipité blanc, dont la fuperficie paroît noire.

Si vous regardez la liqueur par le haut du verre, elle femble parfaitement lympide & tranfparente ; fi vous la regardez par le fond, elle vous paroîtra bleuë.

Application.

Le fel de nos Eaux minérales, s'unit au fel de nitre qui abandonne les particules d'argent. Or, ces particules métalliques ne font pas également attenuées : ainfi les plus grof-fieres fe précipitent d'abord, en forme de fédiment blanc ; mais celles qui font plus divifées, defcendent avec plus de lenteur ; elles font donc expofées par ce retardement, à l'action du foufre, qui les noircit avant qu'elles foient parvenuës à la fuperficie du précipité blanc.

Nota. Ce précipité rougi fur une platine de fer, femble s'amollir ; mais au bout d'un certain tems, il n'en refte qu'une legere portion fixe, & le refte s'évapore. Cette épreuve paroît confirmer ce que nous avons penfé fur l'éxiftence du fel marin, qui a la propriété de précipiter l'argent.

VI. Experience.

Après avoir jetté quelques gouttes de folution d'argent en eau forte, dans 8 onces d'eau de la Fontaine *d'Arras*, ajoûtez à ce mêlange un peu de phofphore ; cette poudre ne fe mêle pas d'abord, mais elle furnage à la maniere des corps gras, tels que le noir *d'Anvers*, ou la fuie de cheminée.

Cependant ce phofphore fe divife infenfiblement en lames aiguës & allongées ; il s'empare d'un précipité noir, dont il ramene une bonne partie à la furface de l'eau. De là fe forme une creme argentine, qui difparoît dès qu'on agite ce mêlange.

Explication.

Cette épreuve m'a paru fort singuliere. Le phosphore composé de volatils urineux, se dévelope & brûle, comme on, sçait, aux premieres approches de l'air ; il se divise ici en lames allongées d'un certain volume ; ces lames plongent dans l'eau, & elles enlevent une partie du sédiment métallique. Le soufre & le sel de nos Eaux peuvent contribuer à ces effets.

VII. EXPERIENCE.

De toutes les épreuves que j'ai faites jusqu'à présent, il n'en est pas de plus constante que celle-ci : Prenez six onces d'eau de la Fontaine d'*Arras* ; versez-y quelques gouttes de solution de mercure en eau forte ; l'eau se trouble d'abord en blanc ; insensiblement elle devient jaune ; & quelques jours après elle dépose un précipité de cette couleur.

Application.

Cette décomposition suivant M. *Macquer*, p. 139, appartient à l'alkali fixe, qui précipite le mercure, & lui donne une couleur jaune. Au reste, je soupçonne qu'il n'est pas pur, mais combiné avec un sel marin analogue au sel de *Glaubert*.

VIII. Experience.

Je fis ouvrir la veine du bras à un homme auprès de la Fontaine d'*Arras*. Je versai successivement dans le bassin à l'aide d'un chalumeau, une livre d'eau de la même Source, que je tenois dans une bouteille. Le sang ne se figea qu'au bout d'une demi-heure. Quelques heures après je versai l'eau qui surnageoit, & j'apperçus que le caillot avoit peu de consistance.

Cependant une portion du même sang mise à part, donna une couenne assez dure, peu après sa sortie de la veine.

Application.

Je voulois essayer par ce procédé, si nos Eaux n'avoient pas quelque vertu dissolvante à l'égard du sang : mais ayant observé que la même chose arrivoit par le mêlange de l'eau commune un peu tiéde, j'abandonnai ces sortes d'épreuves.

D'ailleurs, le sang lorsqu'il circule, est bien plus susceptible de diverses impressions,

que lorſqu'il eſt extravaſé & ſéparé de l'œco-
nomie animal.

La voie des mêlanges nous fait donc
ſoupçonner fort peu d'acides, par la premiere
& la quatriéme expérience. Le ſel ſe mani-
feſte par la troiſiéme & la cinquiéme; & par
les autres, le bitume, le ſoufre, les alkalis
terreſtres & volatils. Ces réſultats ne ſont
pas toujours uniformes, attendu que nos
Eaux varient dans la quantité de leurs principes : Mais il ne s'agit que du plus ou du
moins. Eſſayons à préſent, de les fixer par
la voie de l'Analyſe.

CHAPITRE VI.

Analyſe des Eaux de Saint-Amand par la diſtillation & l'évaporation.

NOs Eaux ne donnent rien de plus à la diſtillation, qu'une odeur ſulfureuſe. Il faut faire cette opération au Bain de ſable, & ſur les lieux. L'odeur de ſoufre eſt plus vive & plus durable dans l'eau de la Fontaine d'*Arras*, que dans celle des deux autres. On apperçoit ſenſiblement, à l'aide d'un chapiteau de verre blanc, quelques vapeurs bleuâtres à meſure qu'elles s'élevent. On ne voit nulles de ces vapeurs condenſées en ſel au bec du chapiteau ; mais raſſemblées dans un récipient bien luté, elles paroiſſent auſſi inſipides que l'eau commune. J'eus recours enfin, à la ſimple évaporation qui ſe pratique au Bain de ſable, avec un feu modéré, capable ſeulement d'élever l'eau en vapeurs.

On ne ſçauroit uſer de trop de précautions dans cette maniere de procéder, ſi l'on veut parvenir à la connoiſſance de la quantité de ſel, & de la qualité des réſidences, que nos Eaux dépoſent après une opération bien concertée.

Une préparation qui me paroît d'abord essentielle, pour faciliter la criſtalliſation, eſt de filtrer trois ou quatre fois l'eau qu'on tire de nos Fontaines, pour la dégager des ſables & des molécules terreſtres les plus groſſieres ; enſuite on la laiſſe repoſer, & on la verſe par inclination, dans le vaſe qui doit ſervir à l'évaporation. Il ne paroît pas que tous les Obſervateurs de nos Eaux, ayent été ſi ſcrupuleux : Cependant le choix du vaſe même n'eſt pas indifférent, ainſi qu'on le verra par la ſuite des épreuves.

I. EXPERIENCE.

En 1743 de quarante pots d'eau de la Fontaine d'*Arras*, je tirai à la vérité, deux onces & demie de ſel, mêlangé avec de la terre graſſe ; mais je vis avec ſurpriſe que j'en avois perdu au moins la quatriéme partie. Je m'étois ſervi malheureuſement d'un pot de fer, & je m'apperçus trop tard, que quantité de particules de ſel en forme d'aiguilles, s'étoient frayé un paſſage au travers de ce métal. Au reſte, le Laboratoire ſentoit le ſoufre à ne pouvoir y tenir.

Au pot de fer qui tranſmettoit les ſels, je ſubſtituai les vaſes de terre les mieux verniſ-ſés. Précaution inutile. L'opération n'étoit pas à demi-achevée, que l'eau se filtroit de part en part, & formoit des globules qui éteignoient le feu. Mais en 1744 & 1745, je réitérai ces épreuves dans des vaisseaux de verre, avec plus de succès.

II. Experience.

Je fis donc évaporer vingt livres d'eau de la *Fontaine-Bouillon*, dans quatre vaisseaux de verre, & successivement je versai dans un seul, le résidu des trois autres. L'évaporation étant portée à deux tiers, je vis paroître une pellicule, qui dura jusqu'à ce que la liqueur fut réduite à cinq onces; alors elle prit une couleur jaunâtre : De petits floccons d'un jaune pourpré, flottoient à sa superficie; sans compter les résidences très-onctueuses, adhérentes aux parois du vaisseau. Je n'apperçus pour lors aucune indice de cristallisation; & je portai le tout dans un lieu frais.

Ayant remis mon vaisseau le jour suivant au feu de sable, jusqu'à ce que la liqueur devint rousse, avec une pellicule écailleuse; je transportai ce résidu dans un lieu sec. Au bout de quelques jours, j'en recueillis deux dragmes de matiere saline; grasse & diversement figurée, avec des brillans. Quant aux matieres grasses, elles étoient trop adhérentes; il fallut grater pour en avoir une partie.

Ces matieres salines, rappellent la couleur cendrée : Leurs brillans sont véritablement des sels, dont la diverse configuration est sensible au microscope. Les eaux du *Pavillon ruiné* donnerent un peu plus de ces matieres grasses & salines, avec plus de brillans ; mais elles étoient colorées d'un jaune rembruni.

III. Expérience.

Faites évaporer comme ci-dessus, vingt livres d'eau de la Fontaine d'*Arras* ; mettez votre vaisseau dans un lieu sec, dès que vous serez parvenu au point de criftallisation ; vous y trouverez au bout de fept à huit mois, deux dragmes de beau fel en criftaux, avec quarante grains de matiere blanche & grasse, qui s'en est séparée d'elle-même.

Observations.

La configuration de ces criftaux, est tout-à-fait irréguliere. Il s'en trouve de fourchus, pointus, quadrangulaires, cubiques &c. Les fels *Lorrains* ou d'*Epfom*, lavés dans une certaine quantité de nos Eaux, & remis selon l'art en masse saline, préfentent des configurations à peu près femblables.

Ces criftaux, j'entens ceux de la Fontaine d'*Arras*, ne font pas moins variés par la diverfité de leur coloris. Il en eft de très-blancs, de gris nuancées de verd, de jaune &c. J'en envoyai beaucoup à M. *Delannoy*, Profeffeur Royal à *Douay*, & à M. *Blary*, Médecin des Hôpitaux du Roi à *Cambray*, qui ont bien voulu m'honorer de leurs Avis fur ce fujet. Enfin cette expérience que j'ai réitérée plufieurs fois, m'a toujours donné une égalité de poids; mais fouvent des criftaux diverfement colorés.

Ce fel ne produit pas des changemens fenfibles, dans les diffolutions de mercure fublimé; il ne rétablit pas la couleur du tournefol rougi par les acides : cependant il verdit le fyrop de violettes, à la maniere des alkalis. Il eft un peu diurétique, fans être autrement purgatif.

IV. Experience.

1°. Si l'on fait diffoudre une dragme de ce fel dans trois onces d'eau diftillée, on aura une liqueur orangée, qui dépofe vingt-huit grains de réfidence graffe.

2°. Cette eau évaporée dans un vaiffeau de verre jufqu'à pellicule, laiffée enfuite dans un lieu fec, vous donnera trente-fix grains de beau sel, dont le goût est salé, un peu âcre, approchant du sel de *Glaubert*, ou de celui des Fontaines de *Sedlitz*.

3°. Ce sel exhale une odeur de soufre sur la platine de fer rougie; il se grumelle en se racornissant, pour ainsi dire, & forme une masse onctueuse & obscure. Si l'on réitere cette expérience en y mêlant un peu de charbon, le sel fuse un peu en pétillant, jusqu'à ce qu'il ait formé une masse noire.

Application.

Tout cela semble indiquer un sel analogue au sel marin, dont la base se trouve combinée avec l'acide-nitreux, jusqu'à former un sel neutre; ou, comme dit M. *Macquer*, une espéce de nitre; qui cependant differe du nitre commun, en ce qu'il se cristallise difficilement. Le sel de nos Eaux est mêlangé avec une certaine terre alkaline, soit marneuse ou bolaire, sans parler du soufre & des substances bitumineuses, qui se manifestent dans les résidences grasses & onctueuses; c'est à quoi l'on doit attribuer en partie, les diverses couleurs des cristaux que nous avons examiné ci-dessus. Lorsque ces sels se détachent des substances alkalines, ils tombent souvent dans un état de dissolution.

En

En voilà fuffifamment pour le fel de nos Eaux minérales ; quant à leurs réfidences terreftres & fablonneufes, qui rendent la criftallifation fi mal-aifée, j'ai obfervé qu'elles fermentoient beaucoup avec les acides : Ainfi je ne doute pas que nos Eaux ne foient alkalines, & que les principes abforbans, empruntés des marcaffites, pyrites &c, ne contribuent beaucoup à leurs bonnes qualités. J'ajoûte un exemple en confirmation de tout ceci. Lorfqu'on échauffe nos Eaux dans une chaudiere, pour l'ufage des Bains, on apperçoit à leur fuperficie une creme polie, condenfée, très-mince, & divifée en tranches qui flottent à peu près comme des débris de glaces rompuës. Cette creme affez reffemblante à la pellicule qui fe forme quand on extrait les fels des végétaux par l'évaporation, ne paroît être autre chofe, qu'une terre extrêmement blanche & onctueufe, parfemée de brillans lorfqu'elle eft bien féchée.

V. Experience.

1°. Les réfidences qui fe trouvent à la furface des eaux de la chaudiere, fermentent beaucoup avec les acides.

2°. Elles jettent des étincelles, deviennent brunes, & prennent enfuite une couleur rougeâtre, fur la platine de fer rougie.

3°. Celles qui proviennent de la diffolution du fel, femblent d'abord fufer un peu, pétillent moins, & rendent une couleur de cendre. L'odeur fulfureufe qui s'exhale plus fenfiblement en pareil cas, femble nous annoncer que dans cette efpéce de lotion, le foufre n'abandonne la terre alkaline, que par la force du phlogiftique.

Application.

Les alkalis font portés au dernier période de l'évidence, par la fermentation uniforme qui s'éxécute à l'aide des acides. Les différens procédés que nous avons effayé jufqu'à préfent, ne tendent qu'à conftater la réalité des mêmes principes. Qu'on éxamine l'intérieur des tuyaux de plomb qui portent l'eau à la chaudiere, on y verra vers la fin de la faifon des Bains, une matiere obfcure & onctueufe, femblable à celle qui émane des terres brunes, dont il eft parlé au Chapitre III; faites-la fécher, elle ne s'enflamme en aucune façon; ce qui revient encore aux alkalis.

CHAPITRE VII.

Où l'on éxamine les conséquences qui résultent des Expériences précédentes.

§. I.

De la chaleur des Eaux minérales de Saint-Amand.

IL convient de se rappeller ici, les principes établis à l'entrée du Chapitre IV. L'eau n'est fluide, que par le feu qu'elle contient en assez grande quantité. Si ce feu est entretenu par des matieres sulfureuses, l'eau en devient plus chaude, plus fluide, & plus rarefiée : Or, nos Eaux minérales sont dans un état de tiédeur ; elles bouillonnent incessamment ; & si on les verse dans un verre au moment qu'on les a puisées à leur source, elles pétillent fort sensiblement, quoique les globules diaphanes qui s'en élevent, n'ayent pas la même vivacité.

Tous ces phémonenes s'expliquent bien aisément par le résultat des expériences. Il est vrai que l'air contenu dans les pores de l'eau, peut s'élever en petites bulles, dès qu'il eft feulement déplacé par l'introduction d'un corps étranger; mais cette caufe ne fuffit pas feule pour rendre une eau tiéde : Ainfi pour rendre raifon de la chaleur de nos Eaux, il faut avoir recours à un principe d'effervefcence, qui s'éxécute par la pénétration des fels, ou par le mêlange du foufre avec des matieres ferrugineufes &c. Or, nous avons trouvé des pyrites *fulfureux & ferrugineux*, par l'éxamen que nous en avons fait au Chapitre III ; n'eft-ce pas là peut-être, la caufe de l'effervefcence qu'on obferve dans nos Eaux minérales ?

Les Naturaliftes conviennent que les volcans font remplis de foufre, de pyrites, & de minéraux. Ces matieres agitées de tems en tems par l'eau qui les pénétre, & par les impreffions de l'air, fe mettent en fermentation, s'enflamment, caufent des tremblemens de terre, & quelquefois des ravages bien tragiques.

Il eft rapporté dans les Mémoires de l'Académie, an. 1700, que M. *Lemery* ayant enfoui en terre, à un pied de profondeur, pendant l'Eté, cinquante livres d'un mêlange égal de limaille de fer & de foufre pulvérifé, le tout empâté avec de l'eau ; il en fortit des vapeurs fulfureufes au bout de huit à neuf heures, la terre fe gonfla & s'entr'ouvrit en quelques endroits. Alors les vapeurs redoublerent, & s'échaufferent jufqu'à donner des flammes.

Si l'on apperçoit donc, quantité de pyrites fulfureux & ferrugineux, aux environs de nos Fontaines, la chaleur de nos Eaux eft démontrée. Cela faute aux yeux. Rien n'y manque ; du foufre, du fer, & de l'eau, pour caufer une effervefcence. C'eft le fentiment de M. *Charles* (10), qui conclut ainfi, après avoir indiqué l'expérience de M. *Lemery* : *Viderint ergò fapientes utrum pyritæ continuò ab aquis præterlabentibus foluti, in motum acti, collifi idem præftare non poffint.*

Il fe préfente pourtant ici une difficulté, qui paroît d'abord affez confidérable. Nous avons trouvé à *Flines* des pyrites fulfureux, où le fer fe manifefte à l'aide de la pierre d'aiman, fuivant la quatriéme Expérience du Chapitre III. Mais, comme nous avons dit, l'eau qui fourcille dans leur voifinage, ne donne aucune indice d'effervefcence, quoi-

---

(10) Célébre Profeffeur en Médecine à *Befançon*, dans fes Queftions médicales fur les Eaux de *Plombieres*.

qu'elle porte l'empreinte du foufre jufqu'à incommoder les Travailleurs : D'un autre côté, les Eaux de nos Fontaines font tiédes ; & j'avoüe qu'après des lotions réïtérées, je n'apperçus aucunes traces de fer avec la pierre d'aiman, ni dans leurs réfidences, ni dans les marcaffites du terrein qui les environne. Comment concilier ces efpéces de contradictions?

Je répons en premier lieu, que M. *Mignat* a trouvé *des piéces de mines de fer imparfaites, d'autres plus élaborées* ; Traité de 1699, pag. 15. Que M. *Braffart* a découvert de petites marcaffites *qui raugiffoient dans le creufet, de même couleur, de même poids que le fer ;* & qui communiquoit à l'eau fimple, *le goût & la qualité* de l'eau des Forgerons ; Traité de 1714, pag. 20. Ces Médecins auroient dû dans cette occafion, fe fervir de la pierre d'aiman, il eft vrai ; mais cette méthode de découvrir les principes ferrugineux des Eaux minérales, n'étoit pas encore connuë en France. *A viginti annis & ultrà de adhibendo magnete lapide primus in Galliâ cogitavi ad ferrarias in aquis medicatis particulas inveniendas,* dit M. *Charles* dans fa Lettre à M. *Hoffman,* datée du 1ᵉʳ d'Octobre 1737. Cette Lettre fe trouve à la fuite de l'Ouvrage que nous avons déja cité.

En second lieu, l'expérience m'apprend que les couches de terre levées à *Mortagne*, sont semblables à celles qu'on découvre auprès de nos Fontaines : il est donc raisonnable d'en inférer, que si l'on creusoit aussi profondément autour de nos Fontaines, on rencontreroit une couche marneuse, chargée de pyrites ferrugineux ; la même qu'on trouve à *Mortagne*, dès qu'on est parvenu à une certaine profondeur ; soit que ces couches de terre & de pyrites, ayent été ainsi placées du Créateur, soit que la mer qui a séjourné, suivant M. *de Buffon* (11), dans toutes les terres que nous habitons présentement, les ait déposés par son flux & son reflux en forme de sédimens. Voyez en outre, la Préface de cet Ouvrage.

Enfin, l'eau ne s'échauffe pas à *Mortagne* ; parce qu'elle n'y circule pas avec autant d'abondance & de rapidité, qu'autour de nos Fontaines. En effet, une Fontaine n'est qu'un Bassin situé dans un lieu bas, où les eaux qui suintent des terres voisines, du charbon minéral par éxemple (12), viennent se rassembler. C'est là que les pyrites baignés, pour

---

(11) Histoire natur. Tom. 1.
(12) Voyez la Préface.

ne pas dire fubmergés, fouffrent une efpéce de collifion, qui dévelope leurs principes fulfureux & métalliques. Le fédiment noirâtre, qui s'éleve lorfque nos Eaux font agitées, n'eft-il pas peut-être, compofé de particules que l'eau a détachées des pyrites les plus legers & les plus friables ? Je n'excepte pas les couches de terres fulfureufes, chargées de brillans ; elles peuvent également contribuer à la chaleur de nos Eaux.

Mais, dit-on, eft-il bien fûr que les rameaux ou les filets d'eaux qui groffiffent & entretiennent nos Sources, baignent & lavent ces pyrites fulfureux & ferrugineux ? Ne pourroient-elles pas fourciller d'un autre côté ? Cette objection tombe d'elle-même, fi on fe rappelle les Expériences du Chapitre III. On verra par la premiere, qu'une portion de terre brune, chargée de brillans, donne à l'eau commune l'odeur des eaux de *Bouillon* ; on fera convaincu par la fixiéme & la feptiéme, qu'un pyrite infufé dans l'eau commune, jette des exhalaifons qui colorent l'argent, de même que les eaux de la Fontaine d'*Arras* &c. En faut-il davantage, pour fe perfuader que ces foffiles renferment les principes des Eaux minérales de *Saint-Amand* ? C'eft donc une trifte reffource, que d'avoir recours à des ſcories de fer, qu'on aura jettées par hazard dans nos Fontaines : Il eſt bien fâcheux, dis-je, d'être obligé d'en venir là, pour expliquer les qualités ferrugineuſes de nos Eaux ; tandis que dans leurs environs on trouve des pyrites ferrugineux, ſur leſquels la vertu magnétique s'éxerce ſenſiblement.

M. *Fanton* premier Médecin du Roi de Sardaigne, dans ſon Traité des Eaux ſulfureuſes de *Vaudieres* en Piémont, aſſure que toutes les Eaux minérales chaudes ou tiédes, n'empruntent leur degré de chaleur que des feux ſouterrains ; mais ce n'eſt rien dire, ſi l'on ne détermine, autant qu'il eſt poſſible, les matieres & les différens corps inflammables, qui entretiennent cette chaleur ſouterraine. Pour expliquer les bruits ſouterrains, qu'on a quelquefois entendu autour de nos Fontaines, il ſuffit de ſçavoir que dans les mines de charbon, il s'éleve quelquefois avec bruit, des vapeurs ſulfureuſes, ſouvent enflammées, qui brûlent & ſuffoquent les Travailleurs ; mais comme ces exhalaiſons ne ſont pas continuelles, elles ne peuvent être la cauſe de la chaleur de nos Eaux ; quoique cependant elles puiſſent l'augmenter pour quelque tems.

§. II.

Degré de chaleur des Eaux de Saint-Amand.

ON n'ignore pas que l'illustre M. *de Réaumur*, a trouvé un point fixe pour régler un bon Thermometre ; c'est le degré de froid, qui fait geler l'eau commune, & qui décide ensuite les différens degrés de chaleur, jusqu'à l'eau bouillante. J'employai donc un semblable Thermometre, pour fixer le degré de chaleur des Eaux de nos trois Fontaines ; & je fis en présence de M. *Houzé* mon Confrere, la plûpart des Observations suivantes.

Au mois d'Octobre 1747, à huit heures du matin, je plongeai le Thermometre dans l'eau de puits, la fraîcheur de cette eau fit descendre la liqueur de l'instrument au trente-huitiéme degré ; c'est-à-dire, douze degrés au dessous du tempéré ; ou, ce qui revient à la même chose, deux degrés au dessous de l'air froid.

En second lieu, je plongeai le même instrument dans l'eau de *Bouillon*, où l'ayant laissé dix à douze minutes, la liqueur s'éleva jusqu'au soixante - quatriéme degré ; c'est-à-dire, quatorze degrés au deſſus du tempéré.

Je trouvai la même température dans l'eau du *Pavillon ruiné*; mais la liqueur remonta encore d'un demi - degré à la Fontaine d'*Arras*.

J'expoſai enſuite près d'une heure le Thermometre à l'air : la liqueur deſcendit de deux degrés & demi ; ce qui marquoit la différence entre la température de l'air, & celle de l'eau des trois Fontaines.

Au ſurplus, j'ai réïtéré ces Obſervations dans les tems pluvieux, en certains jours où regnoient d'épais brouillards, pendant l'Hyver & durant les fortes gelées ; mais j'éprouvai toujours des variations ſenſibles dans les degrés du Thermometre, principalement vers la fin de l'Automne, au retour du Printems, dans les grands froids, ainſi que dans les grandes chaleurs.

Ces variations ne ſurprendront point, ſi l'on conſidére que l'influence de l'air eſt très-inconſtante, & que la colliſion des pyrites n'eſt pas toujours égale.

§. I I I.

Pefanteur refpective des Eaux de Saint-Amand comparées avec l'eau commune.

IL paroît, fuivant l'expérience que j'ai faite avec un Hydrometre, ou *pefe-liqueurs*, que l'eau de *Bouillon* ne diffère pas de l'eau de pluie; car j'ai obfervé affez conftamment, que l'une & l'autre faifoit équilibre à l'inftrument au troifiéme degré; mais le même inftrument plongé dans l'eau de la Fontaine d'*Arras*, s'arrêta entre le troifiéme & le quatriéme degré; & il defcendit jufqu'au deuxiéme dans l'eau du *Pavillon ruiné*: Ainfi l'eau de la Fontaine d'*Arras*, femble plus pefante d'un demi-degré, que l'eau de *Bouillon*; & celle du *Pavillon ruiné* eft plus legere que les deux autres, puifque l'inftrument fe plonge plus avant pour lui faire équilibre.

Ces épreuves renouvellées en différentes (13) faifons, me firent appercevoir autant de variations par rapport à la pefanteur de

____

(13) M. *Delvigne* a également obfervé ces variations en 1739 & 1740.

nos Eaux, que j'en avois obfervées à l'égard de leur température.

Ne pourroit-il pas fe faire que ces variations foient l'effet d'un principe aërien, fubtil & expanfible, qui abonde dans ces Eaux, & fouleve l'inftrument, en laiffant échaper quantité de bulles ? C'eft du moins le fentiment du fçavant *Hoffman*. Or, feroit-il furprenant que cet efprit fubtil éprouvât quelques variations, d'où s'enfuivroit la différence de pefanteur ? *Ainfi dès qu'on laiffe évaporer ces Eaux*, ajoûte-t-il, *l'inftrument ne trouvant plus la même réfiflance, s'enfonce beaucoup plus :* " De là vient, (conclut cet ,, habile Médecin,) que la balance hydrofta- ,, tique même, ne peut fervir à déterminer ,, précifément la pefanteur des Eaux miné- ,, rales, ou la quantité des matieres qu'elles ,, contiennent, dès que ce principe élafti- ,, que s'eft une fois évaporé. ,, Voyez M. *James*, T. 1, pag. 284.

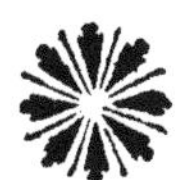

CHAPITRE VIII.

Récapitulation des principes de nos Eaux minérales.

§. I.

Du Soufre.

NOus pouvons confidérer ce minéral en trois états. Il paroît équivalemment fous une forme concrete dans les voies de décharge de nos Fontaines ; mais dans les réfidences qui réfultent de l'évaporation, il eft mêlangé avec les fubftances alkalines & bitumineufes. Enfin, il paroît en volatil dans nos Sources, il s'exhale en vapeurs, & fe diffipe fans ceffe par fa legereté refpective ; voilà pourquoi il fe fixe fi difficilement dans les opérations chymiques.

§. II.

Du Sel.

TOut nous engage à croire que le fel de nos Eaux, eft un fel neutre, compofé d'un fel marin, combiné avec un fel nitreux ;

approchant par son âcreté , du sel de *Glaubert* , ou de celui des Fontaines de *Sedlitz* ; & par ses configurations , du sel d'*Epsom* , ou de *Lorraine* : J'en ai tiré à la livre d'eau , un peu plus de sept grains. Voyez le Chapître VI.

Une dragme de ce sel dépose vingt-huit grains de résidence , suivant la quatriéme expérience du même Chapitre ; l'évaporation la réduit à trente-six grains ; de façon que la dragme étant évaluée à septante - deux grains , on perd environ huit grains : ce qui peut servir de régle à l'égard du sel , dans l'évaporation d'un volume d'eau plus considérable.

---

§. III.

Du Fer.

JE l'ai déja dit : L'aiman n'éxerce pas sa vertu magnétique , sur les marcassites que j'ai trouvées autour de nos Fontaines.

La teinture brune d'un goût martial qui suinte de la terre grasse & bolaire , les Eaux de la cinquiéme Source dont nous avons parlé dans le Chapitre Ier , nous obligent pourtant , en quelque façon , à penser que ſi le fer n'éxiſte pas ſous la forme métallique, dans le terrein de nôs Eaux, il s'y trouve du moins quelques matieres ferrugineuſes, qui leur communiquent les propriétés des remédes chalibés : Or, on ſçait que l'aiman n'agit pas ſur le fer, qui eſt dans un état de diſſolution ; il eſt d'ailleurs ſi attenué, & ſi chargé de ſucs huileux & de terres alkalines dans les réſidences de nos Eaux, qu'il y eſt preſque méconnoiſſable.

S'il eſt vrai que le fer ne ſoit qu'une concrétion de parties ſalines, ſulfureuſes & terreſtres, pourquoi ne s'en trouveroit-il pas dans nos terres, où ces ingrédiens abondent, ſuivant les Expériences ?

M. *Géofroy* a fait, par le mélange du ſoufre, de la terre, & du ſel vitriolique, une poudre noire & peſante, qui s'attache à l'aiman. Caractére ſpécifique du fer. V. Mém. de l'Académ. 1704. Je n'ai apperçu que foiblement, j'en conviens, le ſel vitriolique par les mélanges ; mais il peut ſe faire que ce ſel échape aux Expériences pour deux raiſons : La premiere, parce qu'il eſt extrêmement volatiliſé dans nos Eaux minérales ; la ſeconde, à cauſe qu'il eſt abſorbé dans les autres principes ſulfureux & terreſtres.

Quoiqu'il

Quoiqu'il en foit, on me permettra de croire, jufqu'à ce qu'on ait vérifié le contraire, que, fi l'on creufoit affez profondément autour de nos Fontaines, on y trouveroit des pyrites femblables à ceux de *Mortagne*, où l'aiman éxerce fa vertu magnétique ; & il eft très-probable que la terre martiale, dont j'ai parlé plus haut, eft empruntée de ces pyrites. Voyez la Lettre de M. *Käft*, à la fin de cet Ouvrage.

---

§. IV.

Des Alkalis, des Sucs huileux, & des Terres marneufes.

LEs alkalis fe manifeftent par la voie des mêlanges, Chapitre V, Expériences II, IV, & VII ; par les fédimens qui réfultent de l'évaporation, & par les réfidences de la chaudiere à l'ufage des Bains, Chapitre VI, Expérience V. L'éxamen du terrein & des foffiles qui environnent nos Sources, fait affez connoître ce qu'on doit penfer des fables, de la terre bolaire, des fucs huileux & bitumineux, qu'on découvre conftamment dans l'Analyfe de nos Eaux.

E

Dira-t-on maintenant qu'elles ont perdu quelque chofe de leurs principes? Je paffe aux éxemples journaliers de leurs vertus. Je ne m'attacherai point à rapporter quelques vieilles hiftoires, mais des guérifons récentes, qui fe font opérées fous mes yeux. Au refte, le choix d'un petit nombre d'effets furprenans, m'a femblé préférable à ces récits multipliés, plus ennuyeux qu'inftructifs.

CHAPITRE IX.

Effets des Eaux de Saint-Amand en général,
prouvés par des cures relatives à
leurs propriétés.

SI nous confidérons ce que les Medécins ont écrit fur l'efficacité de nos Eaux, fi nous nous rappellons les divers principes qu'on y découvre, nous ne douterons pas qu'elles ne foient fouveraines contre une in‑finité de maladies, où les Eaux minérales plus chaudes & plus actives ont fouvent échoué. On s'en rapporte au détail des Faits & des Obfervations.

I. OBSERVATION.

Il n'eft guére de remédes plus fpécifiques que nos Eaux, pour les maladies d'eftomac. Elles corrigent les vices de la digeftion, en évacuant les fucs ftagnans qui ôtent l'appétit. Elles rétabliffent le ton des vifceres relâché, d'où partent fouvent des vomiffemens pério-diques.

Dinant Soldat au Régiment *Dauphin*, Compagnie *Rochepalier*, d'un tempérament

fec & bilieux , étoit dans le cas préfent.
Des vomiſſemens périodiques d'alimens , mê-
lés d'une bile porracée , indiquoient la fource
du dérangement de fon eſtomac ; les picotemens très-douloureux qu'il reſſentoit en mê-
me-tems à la poitrine, marquoient aſſez combien cette partie étoit affeᢟée. Dès qu'il eut
pris les Eaux à petites dofes , les vomiſſemens
ceſſerent. Mais un cours de ventre des plus
violent, accompagné de fiévre , interrompit
l'uſage des Eaux. La fiévre rompuë , je le
remis à boire , & il fe trouva parfaitement
rétabli en dix-fept jours.

Cet éxemple fait aſſez voir qu'on ne doit
pas fe rebuter & plier bagage , ainſi que font
certaines perfonnes , aux premieres révolutions, accès de fiévre , ou tel autre accident ,
qui fe rencontrent quelquefois dans l'uſage de
nos Eaux. Un Médecin entendu ſçait tirer
parti de ces événemens , auxquels les malades
font fouvent redevables de leur guériſon.

II. Observation.

Nos Eaux tempérent les ardeurs d'entrailles , reſerrent le ventre trop relâché , & relâchent celui qui eſt trop pareſſeux : Elles
aident à la fécrétion de la bile , fi néceſſaire
à la digeſtion.

S. Martin Soldat au Bataillon d'*Orléans*, Compagnie de *Grenolias*, fouffroit des picotemens à l'eftomac, avec une chaleur ardente & des plus vive, vers la région ombilicale. Ces fymptomes augmentoient pendant la nuit, & fe manifeftoient par une foif des plus preffante, fans fiévre ni tranchées. Le nitre épuré joint à l'ufage des Eaux pendant vingt-fept jours, le guérirent radicalement.

Loyfir au Régiment de *Clermont*, Compagnie de *Courtray*, étoit attaqué depuis deux ans d'une conftipation qui lui caufoit des vapeurs, & même des foibleffes. Dans ces circonftances fon teint devenoit jaune, il perdoit l'appétit. Cette incommodité regardoit le cours ou la qualité de la bile interrompuë dans fon mouvement. Les Eaux le guérirent en dix-fept jours, après qu'il eut effuyé un petit cours de ventre.

Jean Petre au Régiment de *Seédorff*, Compagnie d'*Altermar*, étoit tourmenté depuis trois mois d'un cours de ventre bilieux : Il en fut délivré en vingt-un jours.

III. OBSERVATION.

Les Eaux de *Saint-Amand* excellent dans les affeétions hépatiques, telles qu'obftructions de foie, de la rate, jauniffes, emba rr du porc biliaire , ou canal cholidoque , caufés par une bile réfineufe , épaiffie & ralentie dans fa diftribution , par quelques pierres ou corps folides.

La Forge Cavalier au Régiment d'*Asfeld* , Compagnie *de la Grange* , portoit depuis fix mois une jauniffe , accompagnée de douleurs récurrentes à la région du foie. Un goût amer, la cornée jaune , un teint plombé & livide , caractérifoient la nature, autant que les progrès de cette maladie. Il en fut quitte au bout de vingt-cinq jours , en faifant ufage de nos Eaux , qui agiffent puiffamment fur cette efpéce de maladie , quand l'inflammation ou les abfcès ne font pas de la partie ; mais dès qu'ils s'y rencontrent , on doit s'attendre à une hydropifie mortelle.

Sauriez Soldat au Régiment de *Saumur* , Compagnie de *Vilarmois* , étoit attaqué depuis cinq mois , d'une douleur très-incommode à l'hypochondre droit , accompagnée de tems en tems de hoquets & de vomiffemens, qui lui caufoient la fiévre. Il avoit le ventre pareffeux , la bouche prefque toujours amére, peu d'appétit , le teint plombé , les excrémens cendrés , fans compter une dureté & tenfion à la rate , qui femboit y indiquer quelques obftructions. A peine eut-il pris les Eaux pendant trois fois vingt-quatre heures, quatre gobelets par jour, que la fiévre intervint avec ses vomiſſemens ordinaires, & une tenſion conſidérable dans le bas ventre. Les lavemens emolliens lui furent d'un grand ſecours. Parmi pluſieurs évacuations douloureuſes, il apperçut quelques pierres de la groſſeur d'une fève blanche, qu'il me montra. Je les éxaminai ; elles étoient legeres, d'une couleur qui approchoit d'un jaune luiſant ; elles nageoient d'abord, & ſe précipitoient le moment d'après. L'intérieur étoit marbré & reſſembloit au ſavon d'*Eſpagne.* Je m'informai de quelle façon ce Soldat avoit été traité, avant qu'il vint aux Eaux : il me répondit qu'entre autres choſes, il avoit pris une douzaine de pillules depuis cinq à ſix mois, & qu'il s'étoit trouvé incommodé depuis ce tems là. J'éxaminai de plus près ces concrétions pierreuſes ; & je vis que c'étoient effectivement des pillules qui avoient acquis cette conſiſtance, par leur long ſéjour dans les valvules des inteſtins. Cependant le malade continua de prendre les Eaux avec beaucoup de ménagement durant dix-ſept jours, & partit fort ſatisfait de l'état où il ſe trouvoit, après qu'il eut encore rendu cinq pillules.

Un Laboureur de *Moutier* en *Picardie*, me confulta en 1749, fur une colique, accompagnée des mêmes fymptomes. Après avoir effuyé bien des révolutions dans le tems qu'il prenoit les Eaux, il me fit voir plufieurs pierres, qu'on pouvoit regarder comme des pillules ou des concrétions bilieufes, attendu leur confiftance & leur legereté.

IV. Observation.

Nos Eaux ne font pas moins efficaces contre les coliques fpafmodiques & flatueufes, caufées par une bile âcre qui irrite les membranes des inteftins. L'acrimonie de cette humeur paffe fouvent de la maffe du fang, aux glandes cutanées, & engendre des dartres de toute efpéce, des éréfipeles périodiques, des éruptions pforiques, & autres affections de la peau.

S. Maurice Soldat au Régiment de *Graffin*, Compagnie *Lieutenante*, fouffroit des douleurs de ventre, avec des rots nidoreux, compliqués de fpafmes très-violens, qui duroient quelquefois quatre à cinq heures; pendant ce tems il devenoit froid comme la glace: Il urinoit facilement; mais dans le tems qu'il fouffroit, fes urines étoient teintes en jaune: Il prit les Eaux fort fagement pendant dix-fept jours, & fut bien rétabli.

Desgobelins Soldat au Régiment de *Piémont*, Compagnie de *Marignies*, portoit depuis un an, une dartre univerfelle, qui le menaçoit de marafme : Une démangeaifon nocturne lui caufoit des infomnies continuelles. Il fit ufage des Bains & des Eaux pendant vingt-trois jours, & fut parfaitement rétabli.

Gémy au Régiment de *Bulkeley*, étoit attaqué d'une efpéce de dartre fuppurante & fétide, fut également guéri avec le fecours des Bains.

Les effets admirables que produifent les Eaux de *Saint-Amand*, dans ces incommodités, procédent à mon avis, de la combinaifon du fel alkalin, avec les molécules graffes & fulfureufes, qui font une efpéce de favon balfamique, propre à corriger l'acrimonie de la bile.

V. Observation.

Les Eaux de *Saint-Amand* font très-utiles dans le dévoiment bilieux ou dyffenterique, caufé par une bile devenuë, pour ainfi dire, cauftique. Elles foulagent les ophtalmies ; elles guériffent celles qui font occafionnées par l'acrimonie de l'humeur lacrymale, ou le vice du contenu des glandes cyliaires ;

elles conviennent dans les affections scorbutiques.

Nicolas Poiriez Soldat au Bataillon de *Rennes*, Compagnie *du Chatelier*, étoit attaqué depuis six semaines, d'un flux de ventre alternativement bilieux & dyssenterique : Cette incommodité étoit la suite d'un fièvre continuë ; les tranchées & tensions périodiques du bas ventre, avec une toux fréquente, avoient épuisé ce malade, qui reprit ses forces insensiblement, & guérit en vingt-six jours.

Godivez Soldat au Régiment de *Vannes*, Compagnie de *Cosquaire*, étoit incommodé depuis six mois, d'un mal d'yeux, qu'il ne pouvoit ouvrir qu'après les avoir lavés plusieurs fois. Ce malade étoit menacé de perdre la vuë, par les fréquents dépots qui se portoient sur le corps de l'œil : Il fut guéri en vingt-quatre jours par l'usage de nos Eaux.

Joseph Félix Trompette au Régiment d'*Anjou*, Compagnie de *Lille*, souffroit considérablement dans toutes les articulations de son corps ; ne dormoit guére, à cause d'une toux, qui le tourmentoit presque toute la nuit ; & ne pouvoit marcher qu'avec peine : Les cuisses étoient encore marquées de quelques taches fcorbutiques ; il avoit la bouche mauvaife , & la gencive un peu décharnée : ayant fait ufage des Eaux , des Bouës , & de quelques Bains pendant vingt-un jours , il fut parfaitement rétabli.

VI. Observation.

Combien de coliques néphrétiques guéries par nos Eaux , fur tout celles qui procedent des glaires ou graviers engagés dans les conduits des reins ? Ceux qui fouffrent de la veffie , foit par des matieres graffes , vifqueufes ou tartareufes qui s'y font accumulées , foit par quelques ulceres fimples ou fiftuleux , qui empêch'ent le cours des urines , trouvent un reméde dans nos Eaux , qu'ils chercheroient ailleurs affez inutilement.

Sans-Chagrin Soldat au Régiment de *Boulonnois* , Compagnie *Colonelle* , étoit très-incommodé d'une colique néphrétique , & d'une grande difficulté d'uriner : Il rendit quantité de glaires & de graviers , pendant vingt jours qu'il prit les Eaux , & quelques Bains ; & fe trouva parfaitement rétabli.

Marquez Soldat au Bataillon de *Montargis* , Compagnie de *Bertinel* , fouffroit des douleurs continuelles dans le canal de l'urétre ; il urinoit difficilement , & rendoit quelquefois du pus, fuivi de matiere fablonneufe, entremêlée de quelques petites pierres : Il ne pouvoit s'affeoir qu'avec une extrême difficulté. Ayant pris les Eaux à petites dofes l'efpace de vingt-huit jours, il partit de l'Hôpital très-fatisfait de ce qu'il pouvoit s'affeoir, & uriner librement.

VII. Observation.

Leurs effets font merveilleux dans les affections hypochondriaques, dans les maladies où le fang épais & vifqueux, rend les fécrétions languiffantes. Elles font falutaires dans les obftructions récentes, par leur volatil qui attenuë l'obftruant ; elles poffedent par elles-mêmes, la qualité de donner de la foupleffe au corps obftrué. Ce volatil a de plus, une qualité finguliere contre toutes fortes de vers, fans excepter le folitaire.

M. *** Curé d'*Aiche*, après avoir fouffert une douleur du côté droit, avec quelques fimples vomiffemens, s'eft trouvé attaqué tout d'un coup, de flatüofités & de rots amers : Dans cet état il me fit appeller ; & dans une Confultation il fut décidé, par des fymptomes peu équivoques, qu'il étoit attaqué de l'affection hypochondriaque. Il étoit d'un tempérament robufte & groffier, trèsappliqué à remplir les devoirs de son état ; son sang étoit épais & visqueux ; ses déjections presque toujours glaireuses : Il se plaignoit continuellement du bas ventre , & sentoit des ébranlemens qui portoient le desordre jusqu'au cœur : Tantôt c'étoient des palpitations ; tantôt des défaillances , des vertiges passagers ; tantôt un engourdissement général qui sembloit le menacer d'une apopléxie prochaine ; enfin , les insomnies , les pertes d'appétit , la constipation , dénotoient quel étoit le défaut des fluides & des solides. Après avoir fait usage des remédes les plus efficaces dans cette maladie , avec peu de succès , on jugea à propos de l'envoyer aux Eaux de *Saint-Amand* , qu'il prit en deux saisons ; & il en fut parfaitement guéri.

Verdun Soldat au Régiment de *Limosin* , Compagnie de *Vizé* , portoit depuis deux ans une douleur fixe à la région de la rate : Il étoit de tems en tems sujet aux vomissemens , qui se calmerent le douziéme jour qu'il prit les Eaux. Il rendit le quatorziéme jour dix-sept vers d'un pied de long , & fut guéri radicalement.

En 1744 un Dragon du Régiment de *la Reine* , rendit le ver solitaire.

VIII. Observation.

Les Eaux de *Saint - Amand* conviennent dans l'afthme humoral ; elles foulagent ceux qui ont eu quelque legere attaque d'apopléxie féreufe ou pituitaire ; en attenuant la vifcofité des humeurs, elles empêchent la récidive.

Belle-Rofe Soldat au Régiment *Royal des-Vaiffeaux*, Compagnie de *Vilargens*, étoit très-incommodé d'un afthme, qui lui ôtoit la refpiration de tems en tems. Cette incommodité étoit la fuite d'une pleuréfie, qu'il avoit faite trois mois auparavant ; il fouffroit quelquefois des picotemens à la poitrine, avec des palpitations de cœur : Il fit ufage des Eaux de *Saint-Amand* pendant vingt-fix jours, & en fut très-fatisfait.

Le nommé *Ducanel* Fermier, demeurant proche d'*Abbevile*, eut une attaque d'apopléxie il y a quelques années, avec un engourdiffement au bras : Cette atteinte avoit affecté fa langue jufqu'au point qu'il balbutioit affez fenfiblement. Dès qu'il eut pris les Eaux vingt-quatre jours, avec quelques Bains, fon bras fe trouva dégourdi, & fa langue confidérablement dégagée : Il revint l'année fuivante, & m'affura qu'il n'avoit plus fenti aucune difpofition à cette fâcheufe maladie.

IX. Observation.

Elles font d'un grand fecours dans les ca-chexies ; diffipent les engorgemens de la lymphe ; diffoudent les vifqueux du contenu dans les glandes inteftinales & mefenteriques ; celui du pancréas, du foie, & de la rate, qui font fouvent les caufes premieres des tumeurs fchirreufes, des hydropifies fympto-matiques, qui ne réfiftent guére aux proprié-tés de ces Eaux.

Belle-Fleur Soldat au Régiment de *Graffin*, Compagnie *Lieutenante*, étoit entiérement paralyfé aux extrêmités inférieures ; ce qui étoit la fuite d'une fiévre aiguë : On l'avoit envoyé de l'Hôpital d'*Ath* au nôtre, plutôt pour fe décharger de ce malade, que par efpérance de guérifon : Il avoit une petite fiévre accompagnée d'une foif infupporta-ble, & d'un dégoût pour les alimens ; fes jambes, quoique paralyfées, étoient édé-mateufes, fon ventre tendu donnoit au tact un mouvement de fluctuation avec un fen-timent douloureux, qui fe communiquoit du foie à la rate : Ses felles étoient fouvent grifes, & fes urines, quoique libres, ne donnoient aucun figne de coction : Son teint étoit livide ; il étoit jeune à la vérité ; mais sa maladie étoit preſſante, & les ſymptomes qui l'accompagnoient, étoient portés à leur dernier période. J'attaquai cette maladie par degré ; c'eſt-à-dire, je faiſois prendre au malade, les Eaux, tantôt quatre jours de ſuite, après quoi je le laiſſois trois jours ſans en boire : tantôt ſept jours de ſuite, & le laiſſois cinq jours en repos. Cette méthode a coûté, à la vérité, quarante-deux jours d'embarras ; mais elle ne fut pas infructueuſe ; car au bout de ce tems, ce Soldat partit de l'Hôpital, un peu foible des jambes ; mais d'ailleurs bien guéri.

Pompée Soldat au Régiment de *Vexin*, Compagnie de *Richez*, avoit ſouffert la ponction, pour une hydropiſie, dont il éprouvoit encore quelques ſuites fâcheuſes : Il fit uſage de ces Eaux avec tant de ſuccès, qu'en douze ou treize jours, il ſe trouva en état de joindre ſon Régiment.

X. Observation.

Quel ſecours plus aſſûré que celui de nos Eaux, pour un ſexe qui ſouffre vivement, aux approches de ſes mois, par les obſtructions & embarras que fait naître l'épaiſſiſſement du ſang ? Combien d'hémorragies, que cette même cauſe avoit produites, ont

été

été guéries, par la vertu que ces Eaux ont de rendre à ce fluide son état naturel ?

Une Demoiselle de *Douay*, âgée de trente-deux ans, ou environ, de bon tempérament, souffroit depuis plusieurs années des douleurs très-vives dans les reins & dans le bas ventre : Et cela à chaque fois que ses mois approchoient ; il se faisoit dans ce tems des révolutions si grandes chez elle, que le sang lui sortoit par le nez. Les Médecins persuadés que cette maladie provenoit d'un sang épaissi, l'envoyerent à nos Eaux. Elle se trouva en parfaite santé au bout de trente-deux jours, après les avoir prises avec quelques Bains.

Un jeune Officier âgé de vingt-deux ans, sujet aux crachemens de sang & aux hémorragies par le nez, me dit qu'il devoit sa guérison aux Eaux de *Saint-Amand*, les ayant prises trois années de suite ; il est vrai qu'il avoit la poitrine bonne.

XI. Observation.

Le sexe connoît également, jusqu'à quel point les fleurs blanches sont incommodes. Les foiblesses de reins, les palpitations de cœur, les vapeurs &c ; voilà les symptomes de cette maladie, dont les effets sont souvent aussi variés , que les causes qui les produisent & les entretiennent. La vie sédentaire du sexe , sa passion pour les alimens cruds & indigestes , sont les sources les plus ordinaires de l'épaississement du sang , qu'on ne voit que trop souvent résister aux remédes les plus accrédités.

Dans l'un comme dans l'autre cas , ou souvent dans tous les deux ensemble , qu'arrive-t-il ? Les vaisseaux trop tendus , s'affaissent & se relâchent : Les digestions languissent , la portion rouge du sang moins agitée , ne fournit plus sa matiere douce & balsamique , qui pénétre les vaisseaux les plus déliés ; la portion blanche , j'entens cette lymphe dont le doux volatil nourrit le genre nerveux ; cette lymphe , dis-je , reste grossiere & visqueuse : Une obstruction presque générale , retient dans toute la masse , une matiere étrangere ; que peut-il résulter de là ? Suppressions , flux immodéré ou irrégulier des mois , pâles couleurs , stérilité , défauts de sécrétion , révolutions dans les humeurs ; la bile plus susceptible d'impressions que les autres , se rarefie ; le corps nerveux reçoit les coups les plus sensibles ; imagination frapée , contorsions , spasmes , transports , délires , inégalités , confusions de toute espéce. A l'odeur d'une fleur ouverte, ou d'un flambeau éteint, un coloris s'éveille : La gorge se gonfle, la respiration souffre, la voix se perd : Enfin, ce qui faisoit un caractére aussi amusant qu'enjoué, est remplacé par une mélancolie sombre, qui n'inspire que des idées mornes & affligeantes, sous lesquelles l'esprit succombe, & les forces restent abbatuës.

Quel reméde dans ces circonstances ? Saignées du pied, teinture de castor, eau de fleur d'orange, huile d'ambre, laudanum, teinture anodyne ; enfin, tout ce qui peut rétablir l'harmonie entre les solides & les liquides ; rien n'est épargné. Nouvelles allarmes ; peu ou point de succès de ces remédes, ou tout au plus, cure palliative : Il faut pour des maux si opiniâtres, des remédes efficaces, dont le constant usage lutte sans cesse. C'est aux Eaux minérales prises un certain tems, à qui la guérison, ou du moins un soulagement réel de ces maux, est réservé. Celles de *Saint-Amand* nous en fournissent tous les ans, des exemples, parmi lesquels on peut mettre une Demoiselle de *Valenciennes*, & quelques-unes de *Lille*, qui trouverent dans nos Eaux une guérison parfaite, en 1747 & 1748.

On peut joindre à ces Obfervations, les caufes de la ftérilité, qui dépendent fouvent du même vice, & fur lefquelles nos Eaux n'ont pas moins d'actions. Les guérifons de Madame *de Boutellie*, d'une Dame de diftinction de notre voifinage, & tout récemment d'une autre de *Lille*, font une preuve authentique de leurs bons effets. Elles conviennent également dans le flux hémorrhoïdal, ainfi que m'a affuré M. *Braffart*, qui en étoit vivement attaqué.

XII. OBSERVATION.

L'expérience nous enfeigne qu'il n'eft pas de reméde plus efficace que les Eaux de *Saint-Amand*, pour les perfonnes qui reffentent encore les fuites funeftes des frictions mercurielles. Nos Eaux font éclore le vice vénérien : Elles adouciffent les fymptomes de cette fâcheufe incommodité ; je doute pourtant qu'elles ayent la vertu de la guérir radicalement, quoique MM. *Mignot* & *Braffart*, nous ayent donné deux éxemples de guérifon parfaite.

Les remarques que j'ai faites fur ces propriétés fingulieres de nos Eaux, demanderoient un détail que je ne me fuis pas propofé dans cet Ouvrage. Je me contenterai de rapporter ici, quelques faits aſſez ſurprenans.

Matthieu Tambour au Régiment de *Clare*, Compagnie d'*Obrien*, âgé d'environ vingt-cinq ans, d'un bon tempérament, paſſa par les grands remédes au mois d'Avril : Il eſſuya onze frictions, ſans donner aucune ſaliva-tion, malgré tout ce qu'on put faire pour le traiter dans les régles ; on l'envoya donc à notre Hôpital, au mois de Juillet ſuivant, dans un état fort triſte. Il étoit tourmenté de maux de tête affreux, accompagnés d'in-ſomnies, & de maux de ventre très-aigus. Une diarrhée, de grandes altérations dans la poitrine, des jambes édémateuſes, laiſſoient tout à craindre pour ce malade, épuiſé à la vérité, mais en même tems plein d'eſpérance.

Pendant les quatre premiers jours, il fut borné à quatre verres d'eau de demi-heure en demi-heure. Au cinquiéme & ſixiéme jours, la ſalivation commença à ſe dévelo-per ; les dents s'ébranlerent au ſeptiéme, & la ſalivation faiſoit de nouveaux progrès, à meſure qu'on augmentoit la doſe de nos Eaux minérales. J'eſpérai alors de le guérir : En effet, au huitiéme gobelet qu'il prit le douxiéme jour, le mercure tranſpiroit par la peau à l'endroit des glandes axillaires ; j'en tirai quinze à vingt grains chaque jour, dans le cours d'une femaine, en préfence du S^r. *Roland* Chirurgien, & du S^r. *Wagon* Directeur de notre Hôpital. Dans ces entrefaites le malade reprit fon fommeil ; la diarrhée cefla ; les jambes fe rétablirent dans leur état naturel ; & ce Soldat guéri en vingt-fix jours, fit l'admiration de tout le monde.

S. François Soldat au Régiment de *Dieſ-back*, Compagnie de *Saluce.*, fut guéri d'une paralyfie des deux jambes, que le mercure lui avoit occafionée, après avoir fait ufage des Eaux, des Bains & des Bouës pendant vingt-huit jours. Il n'eft pas un feul Médecin depuis M. *Heroguelle* jufqu'à nous, qui, pour les maladies vénériennes de toute efpéce, ne préfere les Eaux, les Bains & les Bouës de *Saint-Amand*, à toutes les Eaux minérales du Royaume.

Il eft vrai qu'il y a long-tems qu'on reconnoît l'efficacité des Eaux fulfureufes contre le vice vénérien. M. *Fanton*, ce célébre Médecin de *Turin*, dont nous avons parlé ci-deffus, nous dit à la page 20 de fes Differtations, que M. *Bariffeau* Médecin ordinaire de cet endroit, avoit *avoit prefque guéri*, par l'ufage de ces Eaux & de leurs Bains, deux perfonnes, dont *l'une étoit attaquée du mal vénérien bien caractérifé, & l'autre d'une vieille gonorrhée, avec des ulceres calleux à l'anus.* Ces effets ne surprennent pas, attendu la qualité sulfureuse de ces Eaux : Mais les nôtres ne cédent en rien aux Eaux de *Vaudieres*, comme on le verra par l'éxemple suivant, que j'ai choisi entre une infinité d'autres.

La Roche Soldat au Régiment de *Saintonge*, Compagnie de M. *de S. Hubert*; & *Chevalier* au Régiment de *Vernon*, Compagnie de *Negresin*, furent deux malades auxquels je me suis particulierement attaché. Le premier se plaignoit d'un rhumatisme, & l'autre se disoit attaqué d'une sciatique. *La Roche* ne me donna que cinq jours : à peine se vit-il chargé de boutons un peu rouges, incommodé d'insomnies, pressé d'un mal de gorge, qu'il voulut partir : mais l'ayant tenu jusqu'au douziéme jour, & voyant que sa tête se chargeoit de pustules, que ses maux augmentoient, il m'avoua qu'il se sentoit attaqué de ces espéces de rhumatismes honteux, pour lesquels on est obligé de faire usage des grands remédes, & partit de suite pour *Béthune.*

Cependant *Chevalier*, qui étoit d'un tempérament plus vigoureux, tint ferme. Il y avoit deux ans qu'il avoit passé les remédes à *Avesnes.* Il avoit quelques taches d'un clair brun sur la poitrine & sur les épaules, qu'il attribuoit à une bile épanchée. Entre ces petites taches il y avoit quelques éruptions, qu'il croyoit être l'effet des Eaux : Les douleurs néanmoins de la prétenduë sciatique devinrent très-aiguës ; le sommeil fut interrompu ; le malade devint boiteux ; les Bouës & quelques Bains que je lui ordonnai, le soulagerent beaucoup : Mais les éruptions voisines aux taches bilieuses commencerent à suppurer, le mal de tête augmenta, un leger mal de gorge se fit sentir, avec perte d'appétit, & un accablement par tout le corps ; il étoit alors au douziéme jour de ses Eaux, qui le purgeoient bien, & le faisoient uriner beaucoup.

Je l'interrogeai dans ces circonstances : Il me dit que s'il y avoit chez lui du vénérien, ce ne pouvoit être qu'un reste échapé aux grands remédes ; & me protesta plusieurs fois, que depuis qu'il avoit été traité à *Avesnes*, il s'étoit comporté très-sagement. Au quatorziéme jour les douleurs s'appaiserent, à l'occasion de quelques Bains que je lui avois prescrits ; le sommeil commença à se rétablir, les pustules ou éruptions devinrent claires, les taches étoient disparuës, la sciatique n'étoit plus sensible ; il marchoit librement, les éruptions cesserent, l'appétit

& les forces se rétablirent ; & ce Soldat après avoir resté vingt-huit jours à l'Hôpital, en partit m'assurant de sa guérison. Tout ce qu'on peut conclure en faveur de nos Eaux, dans cette observation, qui n'a pas été la seule que j'ai faite, c'est d'avoir réveillé un reste de virus assoupi, pour ainsi dire, par le mercure, & de l'avoir éteint en même tems.

Les Eaux de *Saint-Amand* agissent très-puissamment sur les gonorrhées simples & virulentes ; ceux qui ont écrit sur leurs effets, en ont laissé beaucoup d'exemples. Les cures de ces maladies s'y renouvellent pour ainsi dire, tous les ans : Mais pour celles qui sont compliquées de carnosités, de gonflemens du tissu spongieux de l'urétre, ou d'ulceres au col de la vessie, on est souvent obligé de recourir aux bougies, & aux autres remédes, dont on se sert ordinairement dans ces sortes de cas.

Ceux qui viennent aux Eaux pour ces espéces d'incommodités, ne doivent pas se rebuter, si l'écoulement augmente quelquefois avec douleur, ou s'il reparoît quoiqu'arrêté depuis deux ou trois mois, sous les apparences d'une guérison parfaite. Ces circonstances sont assez fréquentes : Les soins d'un Médecin, ou d'un Chirurgien entendu, peuvent y remédier, pourvu qu'on ait la précaution de ne pas aller de sitôt à la Fontaine d'*Arras*.

On entend par gonorrhée simple, un flux habituel & indolent de substance, causée par un relâchement ou glanduleux ou vasculaire. Nos Eaux par leurs qualités toniques, sont en état de réparer ce desordre, si le mal n'est pas trop invétéré. *Héeli* Soldat au Régiment de *Diesback*, Compagnie de *Fiffer* ; *S. Antoine* au Régiment de *Monaco*, Compagnie de *Voisin* ; Noël Soldat aux *Gardes - Françoises*, Compagnie de *Corradel* ; & cent autres, que j'ai eus entre les mains depuis neuf ans, sont des preuves authentiques, qui confirment ce que j'avance.

CHAPITRE X.

Qualité laxative des Eaux de Saint-Amand. Saifon propre ; préparations & précautions néceffaires pour en faire un bon ufage.

AVant de parler de la vertu laxative des Eaux de *Saint-Amand*, j'obferverai avec mes Prédéceffeurs, qu'elles font apéritives & aftringentes ; deux qualités qui font propres au fer ; il eft vrai que l'aiman & les expériences, ne font pas auffi décifives qu'on le fouhaiteroit. N'importe! une eau peut être imprégnée de ce métal, fans qu'on puiffe l'y reconnoître autrement que par les effets. *On voit tous les jours plufieurs métaux, communiquer beaucoup de leurs vertus aux liqueurs & à l'eau fimple, fans perdre de leurs poids ; ce qui néanmoins ne fe peut faire que par quelque tranfmiffion de parties, & fait juger que ces parties font d'une tenuité inconcevable. Qui eft-ce qui a pu retrouver les particules du gobelet d'antimoine, dans le vin qui y a été infufé &c ?* Journal des Sçavans, Octobre 1698, p. 479.

On peut ajoûter ceci, à ce que nous avons

penſé ſur le fer. Et certainement, cette preuve n'eſt pas à mépriſer ! Car à quoi attribuer ces deux vertus oppoſées qu'ont nos Eaux minérales, ſi l'on exclut les principes ferrugineux ? Certaines perſonnes éprouvent d'abord juſqu'à dix ou douze évacuations, & vers les derniers jours, une conſtipation qui ne doit pas les inquiéter. D'autres ſont reſerrées aux premieres épreuves ; mais elles jouiſſent enſuite du bénéfice de l'évacuation, avec une liberté de ventre très-conſolante & très-ſalutaire. D'autres enfin, en aſſez grand nombre, ne reſſentent que la vertu aſtringente de nos Eaux.

Ces différens cas n'ont aucune ſuite fâcheuſe, lorſqu'on a ſoin de conſulter un Médecin expérimenté, qui ait réfléchi ſur les effets journaliers de nos Eaux minérales. Le vulgaire s'imagine qu'on n'obtient une ſanté parfaite à nos Fontaines, qu'à force de purger ; c'eſt une erreur d'autant plus palpable, que la liberté de la tranſpiration & la conſolidation de certaines parties, ſont plus ſalutaires en bien de rencontres.

J'ai obſervé que les Eaux du *grand Baſſin*, étoient moins purgatives que celles du *Pavillon ruiné* ; & que celles de la Fontaine d'*Arras*, procuroient ſouvent quelques évacuations de plus que les autres.

Mais à quoi rapporterons-nous cette qualité ? Sera-ce aux sels, aux résidences alkalines de nos Eaux ? Mais la quantité d'eau suffisante, pour purger trois ou quatre personnes, suffit à peine pour en extraire deux gros de résidences ; d'ailleurs ces principes ont si peu d'activité, la pointe des sels est si balancée par les substances terrestres & alkalines, le soufre & le bitume éxistent en si petite quantité, qu'il n'est pas possible de leur attribuer les effets purgatifs de nos Eaux. Je sçais par expérience qu'un gros & demi, ou deux gros de soufre, provoquent en certaines occasions, jusqu'à quatre ou cinq évacuations. Le volatil sulfureux de nos Eaux, ne produiroit-il pas peut-être les mêmes effets ? Il pourroit y contribuer, j'en conviens ; mais il ne suffit pas, attendu sa petite quantité.

C'est donc à l'eau legere & tiéde, qu'il nous faut avoir recours : Cette eau ayant la qualité d'humecter, de relâcher & de dilayer, devient par elle-même très-propre à nettoyer les premieres voies ; d'où on peut, ce me semble, conclure que nos Eaux font de l'espéce des remédes que M. *Boërhaave* appelle *Eccoprotiques*, de la deuxiéme clas-

fe (14) ; c'eft-à-dire , qu'elles menent doucement par le bas , en relâchant les fibres des
inteftins , qui fe prêtent à la fortie des excrémens dilayés , dont les qualités font prefque
toujours le plus ou moins d'évacuations , que
nous voyons furvenit aux Bobelins. Ce font ,
fans doute , les Obfervations que firent MM.
Briffeau , *Mignot* & *Braffart* , lorfqu'ils nous
difent , que *ces Eaux font extrêmement de*
bien à ceux à qui elles lâchent le ventre.

Il y a cependant des tempéramens , où la
façon dont ces Eaux agiffent , femble défigner
qu'elles ont dans leurs principes , quelque
chofe de plus que de laxatif : J'ai même
remarqué , que deux gros ou une demi-once
au plus de fel marin , qui eft analogue à
celui de nos Eaux , faifoient quelquefois
plus purger que les fels d'*Epfom* , de *Lor-*
raine , ou de *Seignette* , qui font ici communément en ufage.

En fuivant ce que nos Prédéceffeurs ont
unanimement obfervé fur les Eaux de *Saint-*
Amand , nous voyons qu'elles peuvent être
buës dans toutes les faifons , fans excepter
l'Hyver , quand les maladies font preffantes ,

---

(14) Traité des vertus des Médicamens ,
page 195.

& qu'elles font ordonnées par un Médecin, qui fçait prendre dans cette circonſtance, les précautions néceſſaires : Car la faiſon la plus propre, fans contredit, eſt depuis le mois de Mai, juſqu'au mois de Septembre incluſivement, fans excepter les canicules, ni les grandes chaleurs, qui font rares dans ces Pays.

On ne finiroit pas, ſi on entreprenoit de détailler ici, les précautions & les préparations auxquelles doivent s'aſſujettir ceux qui ont beſoin des Eaux de *Saint-Amand*; parce que cela dépend des maladies, des forces, & des tempéramens des malades : Un Médecin éclairé jugera de ces différences. Il convient cependant de dire un mot en général, ſur la façon dont on peut à peu près ſe conduire.

Je vois fouvent les Bobelins inquiets, au fujet de la faignée & de la purgation, qui doivent précéder l'uſage des Eaux; ce qui a été quelquefois la cauſe qu'ils ont refuſé de ſe ſoumettre à cette loi, & qu'il eſt par là arrivé des inconvéniens aſſez conſidérables. Ainſi donc, ceux qui font dans le cas d'avoir beſoin de nos Eaux, doivent commencer par ſe faire faigner, & purger legerement, quinze jours avant de ſe rendre à nos Sources.

C'eſt ſur tout aux phlétoriques, aux tempéramens ſecs & bilieux, que je m'adreſſe.
Par ce moyen, on tempere l'ardeur du ſang,
on donne plus de ſoupleſſe aux ſolides, on
diminuë leur réſiſtance ; on diſpoſe les liquides aux ſécrétions, & on prépare un paſſage
aux Eaux. Il en eſt de même par rapport à
la purgation, qui nettoyant & débarraſſant
les premieres voies, contribuë aux bons
effets de nos Eaux minérales. C'eſt au Médecin à juger des cas différens, qui demandent d'autres réfléxions dans un tempérament
flegmatique, dans un état énervé, ou dans
un épuiſement occaſionné par de longues
fiévres, ou par un grand âge.

Les purgatifs qu'on emploie le plus ſouvent en prenant nos Eaux, ſont les ſels
d'*Epſom*, de *Glaubert*, ou de *Seignette*. Je
me crois obligé d'avertir les Bobelins, que
c'eſt un grand abus de prendre comme on
fait, indifféremment, de ces ſels. J'ai été
ſouvent témoin de divers inconvéniens, dont
cette erreur étoit la cauſe. Par éxemple, aux
perſonnes attaquées d'hémorrhoïde, de flux
de ventre, de ſtrangurie, de carnoſités, de
toux, & autres affections ſpaſtiques ; je préférerois d'ordonner la caſſe, le ſyrop de
fleurs de pêcher, celui de roſes pâles, de
rhubarbe ,

rhubarbe, la manne &c : Le choix des remédes doit être réfervé au Médecin.

On doit éviter dans tous les cas, les purgatifs violens, dont l'acrimonie piquante dé-
truit le ton de l'eftomac, & renverfe le
mouvement des inteftins ; mais quand les
perfonnes font attaquées d'humeurs acrimó-
nieufes ou âcres ; les fels moyens valent
mieux : Tels font le fel d'*Epfom*, celui de
Lorraine épuré, bien lavé avec nos Eaux, &
remis en maffe faline, ou celui de *Sedlitz*,
fi recommandable par fes bonnes qualités. V.
Hoffman pag. 307, *de fale med. excell. in
medend. virtute.*

M. *Heroguelle* parmi les différens purgatifs
qu'il confeille, femble avoir été plus attaché
à fon *fel renforcé*. M. *Braffart* donnoit fon
fel minéral, comme un fouverain fpécifique,
fans cependant exclure les autres purgatifs.
M. *Mignot* qui connoiffoit nos Eaux pour
être bénignes, paroît n'avoir guére prefcrit
de précautions pour leur ufage ; auffi n'or-
donnoit-il que des fyrops de rofes pâles,
de fleurs de pêcher &c ; excepté *aux caco-
chins & replets*. Cette exception montre
affurément, que ce Médecin a mis d'autres
remédes en ufage, proportionnés cependant,
aux maladies qu'il traitoit aux Eaux de *Saint-
Amand.*   G

Pour ce qui regarde le *sel renforcé* de M.
Heroguelle, & le *sel minéral* que M. *Braffart*
prônoit tant, c'étoient des fecrets, fans
doute, dont la perte doit extrêmement in-
térefer le public. Je me trompe, on peut
encore extraire à grands frais, ce que ces
Meffieurs fembloient donner libéralement ;
mais on fe cafferoit la tête, avant d'y trouver la moindre vertu purgative.

CHAPITRE XI.

*Dose des Eaux de Saint-Amand en général.
Régime lorsqu'on les boit, & après les
avoir bûës. S'il convient de les prendre
en deux saisons. Effets de ces Eaux trans-
portées.*

LE malade étant préparé comme nous l'a-
vons dit, peut en toute sûreté boire
trois à quatre gobelets d'eau, qui doivent
contenir chacun dix à douze onces au plus.
Il aura soin de les prendre au moins de
quart-d'heure en quart-d'heure, de distance
l'un de l'autre. Si elles lui pesent sur l'estomac, il pourra les prendre de demi-heure en
demi-heure ; & commencer à les boire dès
six heures du matin, quand il est à la petite dose : Mais à mesure qu'il augmente, &
qu'il se trouve à dix ou douze gobelets, ce qui
fait la dose ordinaire, il doit commencer dès
cinq heures du matin. Je remarque que les
buveurs se trouvent bien de prendre les Eaux
de grand matin ; c'est pourquoi ils ont soin
de se coucher de bonne heure.

Ces Eaux étant remédes, on ne peut pas

fixer la quantité qu'on doit en boire. De combien d'accidens fâcheux n'ai-je pas été témoin ? Accidens qui ne provenoient que de ce que l'on ne prenoit pas la quantité d'eau convenable, ou qu'on donnoit dans l'excès ! au lieu d'être à soi-même son premier Médecin, on veut porter son jugement sur le mal d'autrui ; & par des conjectures imaginaires, on prétend qu'on est attaqué du même mal. L'imagination une fois séduite, on s'obstine à vouloir observer le même régime. La poitrine la plus foible, veut se compromettre avec la plus forte ; l'estomac le plus dérangé, veut aller de pair avec celui qui fait bien ses fonctions : Enfin, des gens attaqués de maladies opiniâtres & invétérées, se mettent souvent en parallele avec d'autres, qui n'ont à combatre que le vice des premieres voies. Que doit-on attendre d'une conduite si imprudente & si téméraire ? Des fiévres, des vomissemens, des crachemens de sang, des hémorragies de toute espéce, & bien d'autres inconvéniens, qu'on ose bien après cela attribuer aux Eaux ; tandis qu'ils ne font réellement que les suites d'un mauvais régime.

Il est donc de la derniere importance, que le malade soit attentif au degré & à l'ancienneté de fa maladie, à la facilité avec laquelle les Eaux paffent : Il doit également éxaminer ce qu'elles charient, tant par la voie des urines, que par les felles ; la couleur & la confiftance de l'une & de l'autre de ces humeurs. Il fera un récit fidele de toutes ces circonftances à fon Médecin, qui lui fervira de guide dans l'ufage qu'il fera des Eaux.

On aura foin d'être bien vêtu, d'avoir la tête bien couverte; de fe donner un peu d'éxercice avant de fe préfenter à nos Sources, tant pour foûtenir la tranfpiration, que pour donner au fang un agréable mouvement, & aux vifceres une douce agitation, qui facilite beaucoup les évacuations. Si les trois ou quatre premiers gobelets paffent facilement par la voie des urines, ou par les felles le premier jour, on pourra aller au cinquiéme gobelet le deuxiéme jour, & augmenter d'un, tous les jours, jufqu'à ce qu'on foit parvenu à neuf ou dix gobelets au plus. Si cette augmentation incommode, on peut ou diminuer la dofe, ou ftater pendant quelques jours.

Il y a des cas où il faut aider nos Eaux. On peut faciliter l'écoulement des urines, par le nitre épuré ; & les felles par un peu de rhubarbe mâchée, les pilules de *Bontius*, le *martiatum purgans*, ou les sels dont j'ai parlé ci-deſſus. Nos Eaux donnent quelquefois des rots ou flatuoſités ; dans ces circonſtances l'anis couvert, le caruis, ou les écorces d'oranges font bien ; l'eſtomac en eſt fortifiée, & les ventoſités ſe diſſipent.

Les Bobelins ſe plaignent ſouvent de douleurs de tête, de bruiſſemens dans les oreilles, de ſéchereſſes à la gorge. Une purgation ou un diurétique donné à propos, arrêtent aiſément ces petits deſordres. On ne doit pas s'inquiéter, ſi ces Eaux ſont plus lentes à paſſer aux uns qu'aux autres. Quelques perſonnes ne les rendent que par les ſueurs ; à d'autres, elles ne paſſent que pendant la nuit. Ces effets plus ou moins tardifs, dépendent ſouvent ou des conſtitutions, ou du plus ou moins d'obſtacles qu'elles rencontrent chez les Bobelins.

On commençoit autrefois l'uſage des Eaux, par celles du *Pavillon ruiné* ; & dans de certaines maladies, on paſſoit enſuite à celles d'*Arras* : Je ne conſeille l'une ou l'autre de ces deux Sources, qu'autant que les tempéramens & les incommodités le demandent. Pour les enfans & les perſonnes avancées en âge, je me borne ſouvent à celles du *grand Baſſin*.

Les boutons & les ampoulles, dont ces Eaux sont quelquefois la cause, ne doivent aucunement alarmer les Bobelins ; c'est une marque qu'elles pouffent au dehors les mauvais levains, & que leurs principes travaillent fur les couloirs de la peau. On doit dans cet état fe tenir chaudement.

Telle précaution qu'on prenne pour profiter des Eaux de *Saint-Amand*, fi on n'obferve pas un grand régime, c'est en vain qu'on travaille à fa guérifon. J'entens par régime, un choix d'alimens faciles à digérer ; d'une bonne foupe, par éxemple, faite avec bœuf tendre, volailles, & jeunes animaux, tels que veau, agneau, chapons, dindonneaux, poulets, perdreaux &c ; mais on doit s'abftenir entiérement de viandes noires, tels que canards, beccaffines &c.

On doit bannir de la table le haut goût ; les légumes pâteux & invifcans, tels que pois, haricots, artichaux, choux, épinars &c. Il convient de manger peu le foir, afin que l'eftomac fe trouvant libre le matin, il foit plus difpofé aux effets de nos Eaux.

Quoiqu'on permette aux Bobelins de bien dîner, on n'entend pas qu'ils fe furchargent l'eftomac. Les tempéramens bilieux peuvent boire du vin de *Mofelle* ou du *Rhin*, coupé

avec l'eau. Ces vins font moins fumeux, &
moderent l'activité de la bile ; ils font un
peu diurétiques, & font bien aux graveleux :
Mais ceux qui aimeront le vin rouge, don-
neront la préférence à celui de *Bourgogne*,
ou au *Verzenai* bien meur, qu'ils couperont
avec l'eau du *grand Baffin*, qu'on aura foin
de puifer quelques heures avant fe mettre à
table. On peut en toute sûreté, boire un peu
de vin pur à la fin du repas, pour foûtenir
l'action de l'eftomac, qui fe trouve quelquefois relâché, par la quantité d'eau qu'on
boit le matin.

On fera foumis à ce régime pendant trois
femaines, même après avoir quitté ces Eaux ;
parce qu'on ne s'apperçoit pas toujours de
leurs effets dans le tems qu'on les boit ; ce
n'eft quelquefois qu'un ou deux mois après ;
On fçait qu'il y a peu d'Eaux minérales affez
efficaces, pour guérir certaines maladies re-
belles, la premiere fois qu'on en fait ufage.
Quand les principes du fang font une fois
dérangés, quand la diftribution des liquides
eft une fois interrompuë, quand les parties
folides font imbuës d'un fuc dépravé, quand
elles font obftruées ; enfin quand le defordre
eft établi, peut-on efpérer que ces Eaux puif-
fent en dix-huit ou vingt jours, remettre

l'équilibre entre les folides & les fluides, d'où dépend la fanté parfaite ? On doit, ce me femble, s'eftimer heureux, fi à cette tentative on fent un certain foulagement, qu'on n'a peut-être jamais trouvé ailleurs que dans nos Eaux, à qui on peut avoir recours dans la deuxiéme faifon, pour achever une cure, qui n'a fouvent été qu'ébauchée à la premiere.

Etant convaincu, comme on doit l'être, que les principes volatils de nos Eaux font une partie de leurs bonnes qualités, on peut conclure que ces Eaux tranfportées, auront moins d'action, qu'étant prifes à leurs Sources : En effet, cet efprit fulfureux fe diffipe peu à peu dans les bouteilles les mieux bouchées ; encore faut-il que ce foit des Eaux du *Pavillon ruiné*, ou plutôt de celles de Monfeigneur d'*Arras*, dont le volatil fe foûtient quelquefois trois à quatre jours. Ce que j'avance eft appuyé par mes propres expériences.

Il eft vrai qu'ayant tenu cinq à fix mois les Eaux de cette derniere Source, dans des bouteilles bien bouchées, elles me donnerent quelques filamens bruns, & même un peu de fédiment blanc, falin & luifant ; mais elles n'avoient ni odeur ni goût : Ce qui me fit croire qu'elles n'avoient perdu que leurs va-

latils. Cette Obſervation donna lieu à l'expérience ſuivante.

Je mis cinq à ſix onces de ces Eaux, dans
une bouteille de verre blanc; je verſai ſur
cette eau un peu de phoſphore, dont j'ai
parlé dans le Chapitre *des mêlanges*. Ayant
bouché d'abord la bouteille, je vis naître à
la ſurface de l'eau une fumée bleuâtre, qui
diſparoiſſoit à meſure que l'eau blanchiſſoit,
& donnoit une odeur ſulfureuſe pareille à
celle de la Fontaine d'*Arras*; jauniſſoit l'argent promptement, & conſervoit cette qualité au moins trois à quatre jours.

Cela ſert à prouver que quoique nos Eaux
tranſportées, perdent peu à peu leurs volatils,
elles conſervent néanmoins des principes,
qui produiſent de bons effets dans de certaines incommodités, telles qu'obſtructions
legeres, gravelles, difficultés d'uriner, &
autres, cauſées par des glaires ou quelque
vice âcre, acide, ſalin &c. J'en ai vu des
éxemples, & MM. *Heroguelle* & *Briſſeau*
nous en rapportent pluſieurs : Je préférerai
cependant toujours de les prendre ſur les
lieux.

Ceux qui viennent aux Eaux de *Saint-
Amand*, diſent aſſez ſouvent, que ſi elles ne
font pas tout le bien qu'on en eſpere, on

a du moins la confolation de n'en reffentir aucun mal. Ce raifonnement peut avoir lieu dans de certains cas ; je ne confeille à perfonne d'en faire l'épreuve , fur tout enfuite d'une fiévre intermittente. On voit prefque toutes les années renaître ces efpéces de fiévres; fur tout quand on vient à nos Sources , dans un état où elle n'eft pas abfolument éteinte.

Ceux qui font attaqués de phthyfie , d'afthme fec , d'anciens crachemens de fang , d'hydropifie de poitrine , de marafme , de vomiffemens de fang, d'ulceres internes , ne trouveront pas leur compte dans l'ufage de ces Eaux , que je crois également pernicieufes dans toutes les inflammations , foit internes , foit externes : Ainfi elles ne conviendront point dans les gonorrhées récentes , l'hydropifie confirmée ; dans les dyffenteries , qui ont pour caufe l'inflammation des vifceres. Elles font infructueufes aux fcrophuleux , aux épileptiques ; n'ont aucune vertu contre les anciennes carnofités , vieux ulceres fpongieux & tubercules de l'urétre , occafionnés par le vice vénérien.

CHAPITRE XII.

Uſage des Eaux de Saint-Amand mariées avec le lait. Maladies auxquelles ce mêlange convient. Précautions dans le régime. Cures relatives.

DEs Auteurs célébres tels que *Dioſcoride, Hypocrate, Galien, Pline* &c, ont examiné avec ſoin, les principes du lait de divers animaux. Ils paroiſſent avoir connu les premiers, combien le mêlange du lait avec l'eau, eſt ſalutaire pour une infinité de maladies.

Nos Anciens s'imaginoient que toutes les Eaux minérales, étoient acidules ou aigre-lettes. M. *Hoffman*, & après lui MM. *Scheuſtar*, nous détromperent de ce pré-jugé. Ils firent voir évidemment que ces Eaux étoient alkalines, & qu'on pouvoit ſans aucun inconvénient, les mêlanger avec le lait. V. *Hoffman* Diſſert. X, pag. 226; *James* lettre A, pag. 265.

Cette queſtion ſemble éxiger d'abord une analyſe du lait de chaque animal d'eſpéce différente; un détail de ſes qualités, & de la fympathie qu'on y obferve, avec les principes des Eaux minérales : Mais comme on ne peut rien ajoûter à ce que les Sçavans ont écrit fur cet article, on ne trouvera pas mauvais, que je m'en tienne à ce que l'expérience me fournit de plus frapant, & de plus merveilleux, depuis que je me fuis appliqué à fuivre les régles prefcrites par les Maîtres de l'Art les plus habiles.

Cet ufage du lait s'eft introduit dans nos Fontaines, en conféquence de la Confultation, dont j'ai parlé dans ma Préface. Le fuffrage de M. *Morand* eft d'autant plus flateur en cette rencontre, qu'il s'eft trouvé parfaitement d'accord avec nos recherches.

Le lait étant le premier aliment de l'homme, c'eft par conféquent, celui qui a le plus d'affinité avec le fang. Ainfi quelles obligations n'avons nous pas à ce fluide onctueux, dont les principes remédient aux douleurs caufées par des fels actimonieux, qui picotent les bronches, caufent des toux confidérables, des langueurs, & autres difpofitions phthifiques ?

Les vertus du lait ne font pas toujours auffi efficaces, qu'on fe le promet. Il convient pour combatre certaines maladies, d'y joindre quelques remédes actifs, qui cependant n'altérent en aucune façon, ſes bonnes qualités.

Où trouvera-t-on un reméde plus convenable que nos Eaux, dont les parties alkalines
combinées dans ce mêlange ſalutaire, pro-
duiſſent tant d'effets ſurprenans dans les
rhumatiſmes ſcorbutiques & goutteux? Eſt-il
un reméde plus doux pour les poitrines foibles, pour ceux qui ſouffrent des picotemens
à cette partie, par quelque humeur âcre &
irritante, où il faut amollir, déterger & con-
ſolider? Combien de poitrinaires ſont redevables à cette union balſamique, qui a également rétabli quantité de parties ulcerées, &
devenuës fiſtuleuſes par le vice vénérien?

Les effets de ce mêlange ſont merveilleux
dans les galles, les édémes éréſipélateux,
boutons, & autres éruptions cutanées, qui
ſont ſouvent des ſuites de fiévres milliaires ou
épidémiques. C'eſt dans ce cas, qu'un Médecin qui connoît à fond les qualités d'un ſi
précieux reméde, peut ſe flater d'un heureux
ſuccès. Enfin dans les tempéramens ſecs,
arides, diſpoſés au maraſme, rien n'eſt plus
convenable que cette union; elle rétablit les
oſcillations, & garantit les ſolides de l'atome.

Autant ce reméde donné à propos agit-il
doucement, autant devient-il dangereux, ſi
on l'applique dans des maladies telles qu'ob-

ſtruĉtions des viſceres , épanchemens bilieux ; ou à ceux qui s'écartent du régime qu'on leur preſcrit : Lors donc qu'on voudra envoyer quelqu'un prendre les Eaux avec le lait , on aura ſoin de le préparer de la façon ſuivante.

On peut omettre la ſaignée , ſi elle n'eſt pas néceſſaire d'ailleurs ; mais un doux purgatif eſt une choſe eſſentielle : Par ce moyen on nettoie les premieres voies , des aigreurs qui ſont les ſeuls obſtacles , dont on ait à craindre dans cette méthode. On peut donner en toute ſûreté la manne , l'extrait de caſſe , le ſyrop de fleurs de pêcher , l'opiat de corinthe , compoſé avec le ſyrop de rhubarbe. On fait prendre dans les deux ou trois premiers jours , deux , trois ou quatre gobelets de nos Eaux pures.

Au quatriéme ou cinquiéme jour , on commence à mélanger le lait ; & on ne met à chaque gobelet , qui contient dix onces , qu'un tiers de lait ; c'eſt-à-dire , entre ſix à ſept onces d'eau , avec trois ou quatre onces de lait. S'il ne caille point , on continuë à la même doſe , qu'on obſerve en prenant les Eaux pures. J'ai permis quelquefois à des malades , la même quantité de lait que d'eau ; c'eſt-à-dire , cinq onces de lait avec cinq onces d'eau ; & ils s'en trouverent fort bien.

C'eſt l'état de la maladie , ou le tems qu'on emploie à prendre ce reméde , qui doivent régler les différences.

Quant au régime & à la qualité des ali-mens , on doit obſerver la même choſe que quand on prend les Eaux pures ; mais la boiſſon doit différer. On connoît aſſez com-bien il en coûte de tranchées de ventre , de maux d'eſtomac , de vomiſſemens , à ceux à qui le lait caille , lorſqu'ils font uſage de boiſſons acides , telles que la bierre , ou le vin mal conditionné. C'eſt pourquoi je ſuis d'avis que ceux qui prennent nos Eaux avec le lait , boivent peu de vin , quoique fort bon d'ailleurs ! Et ils doivent toujours le couper avec beaucoup d'eau. Les vins les plus bienfaiſans dans ce cas-ci , ſont les vins du *Rhin* , ou de *Moſelle* ; mais comme ils font un peu rares dans ce Pays , on peut uſer de vin *Muſcat* , d'*Alicante* , ou de *Bourgogne* , qu'on coupera avec deux tiers d'eau à la fin du repas. On ne doit manger que très-peu le ſoir ; il ſuffira de prendre quelques biſ-cuits , avec un peu de vin pur , qu'on n'ac-corde dans ces circonſtances , que comme un reméde.

Il arrive cependant aſſez ſouvent , que malgré ces précautions , les Bobelins ſe ſen-tent

tent incommodés de ce mêlange, vers le
dixiéme ou douziéme jour ; soit à cause de
la quantité de lait qu'ils prennent, soit qu'é-
tant accoûtumés au vin, ils ont toujours
un certain fond d'aigreur, qu'on ne peut
emporter ou corriger. On doit alors s'abstenir
entiérement du lait, ou stater pendant quelques jours ; & prendre dans cet intervalle un
doux purgatif, qui conduise à l'usage des
absorbans, qu'on peut donner tous les jours
le soir, quoiqu'on ait repris l'usage du lait
avec les Eaux. Un Médecin entendu doit
régler ces circonstances, sur tout si le malade
est dans le besoin de faire usage des Bains &
des Boües.

M. *Hoffman* nous dit, que les laits d'â-
nesse & de chévre, sont préférables aux
autres, dans le mêlange qu'on en doit faire
avec les Eaux minérales : Mais comme ces
animaux sont rares dans ces Contrées, on
peut y suppléer par le lait d'une jeune vache
bien nourrie, qui va paître dans les prairies.
La saison de prendre les Eaux étant celle où
les herbes sont en vigueur, le lait doit être
bon : Il faut cependant avoir la précaution
de le tenir au degré de chaleur de nos Eaux.

Le lait n'est pas toujours le seul reméde,
dont le mêlange avec les Eaux de *Saint-*

Amand, fasse tous les bons effets dont nous venons de parler : Il y a bien des maladies auxquelles sa partie séreuse a été très-salutaire. J'en ai souvent ordonné l'usage, en certaine dose pendant la journée, avec beaucoup de succès dans les tempéramens bilieux, & dans les cas d'aigreur : Je le crois même meilleur dans ces circonstances ; parce que son sel étant d'une nature fort douce & détersive, il peut modifier celui de nos Eaux. Les Anciens ont aussi connu l'efficacité de la partie séreuse du lait, dans de certaines maladies. Voyez *Dioscoride*, l. 2, ch. 64 ; & *Celse*, l. 1, ch. 11.

Pendant le tems qu'on prend ainsi les Eaux, on peut dans l'un ou l'autre des repas, faire usage des sucs des végétaux, tels que pourpier d'eau, cresson, ou autres qui conviennent, par exemple, dans les affections scorbutiques ; ou de quelques autres remédes tirés des minéraux : Car les Eaux seules mêlangées avec le lait, ou prises alternativement avec sa partie séreuse, ne font pas toujours tous les bons effets qu'on en attend. L'application qu'on doit en faire, suppose la connoissance de la maladie, du tempérament, des eaux & de la qualité des médicamens qu'on doit y ajoûter. Or, cette connoiſſance ne s'acquiert pas auſſi aiſément qu'on ſe l'imagine, en fait d'Eaux minérales, où des malades deſeſpérés, viennent ſouvent dans un état au deſſus des reſſources de l'art.

Je pourrois m'étendre ici ſur un grand nombre de guériſons, opérées par le mêlange du lait avec nos Eaux minérales. Mais je ne me ſuis propoſé qu'un Eſſai, comme je l'ai déja dit, & non pas un Traité particulier. Le petit nombre d'effets que je rapporte, ſuffira cependant, pour donner à penſer combien ce mêlange doit être ſalutaire, dans une infinité d'autres maladies.

Deſlauriers Soldat au Bataillon de *Rennes*, Compagnie de *Boiſulier*, étoit réduit à l'extrêmité, par une toux convulſive, qui lui cauſoit de tems en tems, des douleurs très-vives à la poitrine : Un reſte de fiévre putride, avoit également vicié toute la lymphe ; l'appétit étoit perdu ; de ſorte que ce malade ſembloit n'être venu aux Eaux de *Saint-Amand*, que comme à ſon dernier reméde. Il fit uſage de ces Eaux mêlangées avec le lait, avec beaucoup de précaution, & fut guéri en vingt-huit jours.

Guillou Soldat au Régiment de *Blois*, Compagnie de *Boiſſonnez*, étoit attaqué depuis long-tems, de douleurs de rhumatiſme : Il

touſſoit fréquemment , & ſentoit des picô-
temens à la poitrine , principalement dans les
changemens de tems : C'eſt alors qu'il ſouf-
froit d'une ſciatique , qui le tenoit au lit pendant pluſieurs jours. Il fit uſage des Eaux avec
le lait , prit les Bains & les Bouës avec beaucoup de conſtance , & récupéra la ſanté en
trente-huit jours.

Une perſonne de conſidération âgée de
vingt-huit ans environ , d'un bon tempérament , étoit incommodée de douleurs vagues,
& ſi piquantes , qu'à peine pouvoit-elle ſom-
meiller deux heures de ſuite. Ce malade outre
cela , touſſoit très-fréquemment , ſuoit preſque toutes les nuits , étoit ſans appétit &
conſtipé. Il ſe plaignoit beaucoup à la région
du ſternum , où il avoit reçu une contuſion
dans une des Campagnes qu'il avoit faites en
Flandre. Il me conſulta en Mai 1748. Il me
pria de lui mander ſi nos Eaux n'avoient rien
ſouffert de l'inondation de *Tournay* ; lui ayant
répondu qu'elles avoient été très-fréquentées
dans le tems de l'inondation même , & qu'elles n'avoient rien perdu de leurs qualités ,
il y vint avec ſon Chirurgien : Il y reſta ſix
ſemaines. Il fit uſage des Eaux pures , & enſuite avec le lait ; prit quelques Bains , &
partit très-content des effets de ce mêlange.

CHAPITRE XIII.

Des Bains, & de leurs effets.

L'Usage de Bainss d'eau tiéde, est très-ancien. Les Romains, selon l'Histoire, sont ceux qui les ont mis le plus en vogue. La magnificence & les ornemens précieux, dont ils décoroient leurs Bains particuliers, exciterent plus d'une fois la mauvaise humeur de *Sénéque*. Ils en avoient de publics uniquement pour la santé.

Tout le monde connoît l'utilité des Bains domestiques. *Les Bains*, dit *Hypocrate*, *guérissent la lassitude, amollissent les jointures, font uriner, facilitent la transpiration* &c. Il est certain qu'ils guérissent & soulagent infiniment les malades, par la souplesse qu'ils donnent aux solides, & l'humide qu'ils communiquent aux fluides : C'est donc avec raison, que *Ramazzini* s'est plaint de ceux, qui ayant aboli les Bains publics, ont ôté à la plûpart des Ouvriers, la douceur de se laver & nettoyer des crasses & des ordures, qui bouchent les pores de la peau, altérent la transpiration, & causent des maladies.

Si ces espéces de Bains sont si salutaires, que ne doit-on pas espérer de ceux des Eaux de *Saint-Amand*, dont les principes réünis dans chaque goutte d'eau, composent une espéce de savon, propre à dilayer les lymphes trop visqueuses, en s'insinuant dans les glandes engorgées; à aider à fondre la synovie, trop épaissie dans les guaines des tendons, ou trop petite à s'insinuer dans les articulations?

Combien de membranes relâchées, ou de parties tendineuses, ont été rendues plus souples & moins susceptibles d'une impression acrimonieuse, acide ou saline; tandis que les Eaux prises intérieurement, diminuent & chassent les levains qui nourrissent ou entretiennent ces desordres? De là, ces qualités merveilleuses qu'ils ont dans les affections spasmodiques, dans les rhumatismes, les maladies de la peau, les difficultés d'uriner, les coliques néphrétiques &c.

Ceux qui devront prendre les Bains, auront soin avant tout, de consulter le Médecin; car il y a bien des cas où on doit avoir été saigné ou purgé, ou même avoir pris les Eaux pendant quelque tems; avant de se présenter aux Bains: Je remarque cépendant, que c'est à quoi l'on est le moins attentif.

Les uns prennent les Bains trop chauds ; d'autres, les prennent trop froids : Ceux-ci, y restent trop peu ; ceux-là, trop long-tems. Les uns, les prennent tous les jours une fois ; les autres, deux fois. Ceux - ci, les prennent de grand matin ; ceux-là, les prennent après le repas du soir. Enfin, d'autres les prennent si chauds, qu'ils entrent dans des sueurs excessives : Ces derniers ne tardent guère à payer par la fiévre, cette façon imprudente de s'expoſer au Bain. D'autres en ſont quittes, pour quelque legere foibleſſe, maux d'eſtomac, ou douleurs de tête ; quelques accès de colique ; des vomiſſemens, conſtipations, difficultés d'uriner, ou autres inconvéniens, qui font perdre dans un moment, tout le ſoulagement qu'on avoit reçu dans ſes incommodités. Une perſonne du *Queſnoy*, qui étoit très-incommodée de néphrétique, a perdu au quinziéme jour de ſes Eaux, par un Bain trop chaud, la conſolation qu'elle avoit de ſe voir bientôt guérie. Une Démoiſelle de *Valenciennes*, ſe une maladie qui a duré ſix ſemaines, pour avoir pris un Bain trop chaud. Il ne ſe trouve tous les ans, que trop d'éxemples ſemblables ; c'eſt en vain que je me recrie contre ces abus ; le préjugé & l'uſage ſemblent prévaloir , fur la raifon & l'expérience. Cette fouveraine Maîtreffe, que les fages Praticiens, tant anciens que modernes , ont toujours regardé comme la bouffole de notre état.

L'heure la plus convenable pour les Bains, eft celle qui fe trouve affez éloignée du repas , pour que la digeftion n'en foit pas interrompuë. Lorfque le malade fera foible , on commencera par un demi-Bain ; mais les tempéramens forts & robuftes, pourront prendre les Bains entiers , fi leurs incommodités l'éxigent. Le tems ordinaire de refter dans le Bain , eft d'une heure ou une heure & demie. L'eau du Bain fera tiéde ; on l'entretient dans ce degré auffi long-tems qu'on eft dans le Bain, par la facilité qu'on a de recevoir au befoin, de l'eau chaude , par les robinets , qui font fous la conduite de ceux qui affiftent aux Bains ; & qui ont foin de tenir des linges propres , pour effuyer les malades devant le feu , & un lit baffiné pour les y coucher.

On remarque que pour donner les Bains , on eft obligé de chauffer les Eaux de nos Fontaines ; qui paroiffent par cette méthode , perdre la meilleur partie de leur volatil. Il eft vrai que cela arrive ; mais cette perte eft en quelque façon réparée, en ce

que le tuyau qui conduit les Eaux chauffés,
& celui qui conduit celles qui font froides,
fe réüniffent juftement dans le Baignoir; &
donnent par leur mêlange, le degré de chaleur convenable. Quant aux autres principes, ils ne font pas foumis à l'évaporation;
& ces Eaux viennent de la même Source. On
pourroit établir à nos Fontaines un douche,
par le moyen d'un mêlange proportionné
d'eau chaude, avec celle qu'on peut tirer du
fond de ces Sources. J'en fis un effai en
1745, qui foulagea beaucoup, ceux qui en
firent ufage.

CHAPITRE XIV.

*Des Bouës de Saint-Amand ; leurs qualités
bienfaifantes démontrées par l'Analyfe
& par les Faits.*

LEs Bouës de *Saint-Amand* font fituées
entre la Fontaine du *grand Baffin* &
celle d'*Arras*. Elles font dans un terrein un
peu élevé, & les Eaux qui y fourcillent avec
force, dans cent endroits différens, les ren-
droient extrêmement dilayées, fi on né-
gligeoit leurs voies de décharge. Ces Eaux
fuintent avec tant d'abondance, qu'on eft
obligé de former de petits ruiffeaux à l'en-
tour des perfonnes plongées dans les Bouës,
pour en faciliter l'écoulement.

Ces Bouës, que l'eau tient dans un état
de diffolution, font compofées d'une efpéce
de tourbe, mêlangée d'une terre noire &
fpongieufe. Elles s'étendent en différens endroits, depuis quatre pieds plus ou moins,
jufqu'à dix pieds de profondeur. Elles repo-
fent fur un lit de terre graffe, nuancée de
fable. L'eau qui fourcille dans ce gravier,
en détache quelques parties fablonneufes,

qu'elle amene en bouillonnant, à la surface du Bourbier.

La couleur de ce lit de terre, est semblable à celui qu'on rencontre en fouillant dans les houilleres ; mais elle est un peu plus chargée de brillans & de matieres grasses.

Le Bourbier exhale une odeur sulfureuse & marécageuse assez forte, à laquelle cependant les Baigneurs s'accoûtument assez aisément. Si on jette une portion de ces Bouës dans le feu, elle donne une odeur plus disgracieuse que les tourbes du Pays.

Si on les laisse reposer quelques jours, il résultera de leurs bouillons bourbeux, une matiere grasse & onctueuse, qui s'attache facilement à une carte ou au papier. Ces mêmes Bouës féchées & brûlées, répandent une odeur sulfureuse & bitumineuse, approchant de celle qu'on éprouve, lorsqu'on enduit les bâteaux de goudron. Cette observation confirme ce que les Médecins ont avancé, sur l'éxistence du soufre fixe & volatil, contenu dans ces Bouës.

Ce principe sulfureux domine plus dans les Bouës, que dans les Eaux de nos Fontaines ; ou du moins, il y est plus sensible. La terre grasse & bolaire arrête apparemment dans ses filieres, les particules sulfureuses que l'eau charie en fourcillant de toutes parts : Ce qui tend à fixer une certaine quantité de foufre naturel, dont les volatils fe diffipent inceffamment.

L'huile graffe & bitumineufe, les terres alkalines que l'eau amene à la fuperficie des Bouës, ne contribuent pas moins que le foufre, à les rendre très-falutaires. Quelques expériences éclairciront tout ceci.

Dilayez huit livres de Bouës dans l'eau commune ; faites-les bouillir lentement, vous fentirez d'abord une odeur de foufre, différente de celles des Eaux minérales, & femblable aux exhalaifons du charbon de terre. Filtrez & évaporez cette efpéce de leffive, dans un vaiffeau de verre, vous trouverez vingt-huit grains de réfidences de même nature, à peu près, que celles qui furnagent fur les Eaux de la chaudiere des Bains. Voyez la cinquiéme Expérience du Chapitre VI.

En fecond lieu, prenez tel volume qu'il vous plaira, de ces Eaux qui bouillonnent à la furface des Bouës ; faites-en l'analyfe par l'évaporation, vous aurez à la livre un peu plus de fel, qu'on en trouve dans les Eaux de nos Fontaines ; mais il n'eft pas aifé de parvenir à la criftallifation. La diffolution de

ce fel dans l'eau diftillée, vous donnera beaucoup plus de réfidences graffes & onctueufes,
que les Eaux de nos Fontaines. Je verfai de
l'efprit de vin fur ces réfidences, il demeura
clair & tranfparent : Ce qui ne doit pas fur-
prendre ; l'alchool n'agit pas fur les réfines
minérales, ni fur les fels. J'ai fait ces Expériences en 1743, & je les ai réitérées en
1747.

Sur ce qu'on m'avoit dit plufieurs fois que
les Bouës renfermoient des principes ferrugineux, je voulus m'en affurer par l'expérience.
Je mis de là noix de galle dans l'eau qui fuinte
à la furface de ces Bouës, & j'apperçus effectivement, une couleur qui fembloit annoncer quelque chofe de ferrugineux ; mais
l'aiman ne me fit rien voir. Au refte, fi on
fe rappelle l'éxamen du terrein & des marcaffites ferrugineufes, qu'on rencontre autour
de nos Fontaines, on ne doutera pas que
les Bouës ne foient empreintes des mêmes
qualités. La couche de terre graffe & fablonneufe, d'où l'eau fourcille jufqu'à la
fuperficie des Bouës, renferme fans doute,
à une certaine profondeur, des pyrites, des
marcaffites, qui leur communiquent les mêmes vertus qu'à nos Eaux minérales. La
chaleur des Bouës eft la même que celle des
Fontaines.

Outre la conformité des principes des Bouës avec ceux de nos Eaux minérales, j'ose avancer que les principes des Bouës sont plus sensibles. Le soufre y est palpable; le volatil sulfureux qui s'en exhale, frape l'odorat plus sensiblement. L'huile grasse & bitumineuse, s'y touche au doigt, dans les résidences des Eaux qui les tiennent en dissolution. On y trouve un sel analogue à celui de nos Eaux ; sans compter les terres alkalines, & les principes ferrugineux &c.

On peut dire, en conséquence de cet éxamen, que les Bouës forment une espéce de savon salutaire ; où, si l'on veut, un baume sulfureux & bitumineux, dont les qualités sont résolutives, attenuantes, propres à dissoudre les congestions lymphatiques, à humecter les corps nerveux trop roides & trop tendus. Combien de membres paralysés n'ont - ils pas été rétablis & consolidés par ce reméde ? Ainsi que des ulceres, des dartres, des plaies &c.

En 1745 un Officier *Irlandois* reçu un coup de balle, qui atteignit sa *Croix de S. Louis*, & lui en porta quelques débris dans les muscles pectoraux : L'usage des Eaux, des Bains, & de nos Bouës, ne contribua pas peu, à dilater sa plaie, & à faciliter la sortie de ces corps étrangers. Je tiens le fait de la bouche même de cet Officier.

Lorsqu'on fait usage des Bouës, on est quelquefois obligé d'y joindre les Eaux & les Bains ; sur tout dans les rhumatismes scorbutiques, & les sciatiques ; d'où procédent en certains cas, des paralysies d'autant plus douloureuses, qu'elles attaquent les membranes & le genre nerveux, par des rétractions & des gonflemens &c. On sçait que les remédes les plus accrédités, ont très-peu d'action sur ces sortes de maladies; elles prennent leur source dans les sérosités âcres & piquantes, qui se glissent le long du périoste ; pénétrent jusqu'aux articulations où elles forment des ganglions, des anchyloses, après avoir dépravé le suc synovial. Le défaut de transpiration, est la premiere cause de tous ces accidens : Or, les Bouës, l'usage interne de nos Eaux balsamiques & sulfureuses, & les Bains adroitement ménagés, sont des spécifiques très-efficaces pour rétablir la transpiration.

Il est fort peu de personnes plongées dans les Bouës, qui ne sentent quelques douleurs au bout d'un certain tems. Les unes sont accidentées de legers maux de tête, & de soubresauts : Les autres, d'engourdissemens, de crampes &c. Tout le corps paroît un peu rougeâtre quand on en fort ; mais tout cela ne doit pas inquiéter le malade , parce qu’on en voit rarement des fuites fâcheufes, pourvu qu’on fe laiffe conduire par un Médecin expérimenté.

Il me feroit aifé de rapporter ici quantité d’obfervations , fur les guérifons furprenantes qui démontrent les bonnes qualités des Bouës de *Saint-Amand*. Mais fans détailler les prodiges qui fe renouvellent chaque année, je recueillirai , fuivant ma méthode, un petit nombre de faits fuffifans pour juger des autres.

Un Officier du Régiment de *Gatinois* , en garnifon à *Dunkerque* , faifant fa ronde pendant la nuit , fut faifi d’un froid univerfel , qui paralyfa fur le champ fes cuiffes & fes jambes. Il étoit d’un tempérament fec & bilieux. Après avoir effayé fans fruit , bien des remédes, on lui confeilla de fe faire tranfporter aux Eaux de *Saint-Amand*. Dès que je vis fes cuiffes, fes jambes froides & glacées, je fus furpris d’une fi trifte fituation. Je débutai par les Bains , & par l’ufage interne de nos Eaux minérales. Il foutint affez bien ces premieres épreuves durant quelques jours. Mais quand il fut queftion d’en venir

aux

aux Bouës, j'héfitai beaucoup. Il étoit foible, & la poitrine n'étoit pas bonne. C'eft pourquoi je ne lui en permis l'ufage que par degrés. Les chaleurs de la faifon favorifoient beaucoup ces épreuves : C'étoit au mois d'Août. Je me bornai d'abord aux parties affectées, une demi-heure par jour ; infenfiblement le malade fe trouva en état d'y plonger le corps tout entier, & fe trouva en peu de tems parfaitement guéri.

La guérifon de M. le Baron de * * * Capitaine au Régiment de . . . . . eft des plus fingulière. Il avoit été de tranchée au Siége de Philisbourg, dans le tems de l'inondation. Cette fituation également incommode & fâcheufe, lui donna un rhumatifme, qui fut bientôt fuivie d'une paralyfie univerfelle. On parvint à la vérité, à rétablir le mouvement des bras & des jambes, par les remédes ordinaires ; mais le corps étoit demeuré courbé fur le côté gauche ; & cet Officier marchant à peine avec un long bâton, portoit la tête à deux pieds de terre. Après avoir pris les Eaux pendant quinze jours, & les Bains jour à autre, avec beaucoup de fuccès, il fit ufage des Bouës pendant deux mois. Son corps fe redreffa peu à peu, jufqu'au point qu'il monta à cheval ; & retourna chez

lui avec autant d'aifance, que fi jamais il n'a-
voit reffenti aucune atteinte de paralyfie.

Leman Soldat au Régiment de *Bulkeley*,
Compagnie de *Commerfort*, avoit le côté
droit entiérement paralyfé. Les doigts de la
main qui répondoit au même côté, étoient
roides & crochus. On l'envoya aux Bouës
de *Saint-Amand*, contre l'avis de M. *Ma-
jault*, Chirurgien-Major de l'Hôpital Royal
de *Douay*. J'appris de ce Soldat, que cet
accident lui étoit arrivé, quelques jours après
avoir paffé l'*Efcaut* à la nage pour déferter,
& venir s'engager au Régiment où il étoit.
Il prit les Eaux fept jours, les Bains trois
fois, & les Bouës à quatre différentes repri-
fes. Ce traitement lui procura une parfaite
guérifon. Après que ce Soldat fe fut préfenté
à M. de *Ceberet*, qui étoit pour lors à nos
Fontaines, il alla de pied à l'Hôpital de
Douay, prendre fes Camarades pour joindre
fon Régiment.

Jacob Soldat au Régiment de *Diesback*,
Compagnie *Colonelle*, portoit depuis deux
mois une dartre éréfipélateufe aux jambes,
accompagnée d'une roideur & d'une tenfion
confidérable dans ces parties. Les Bains &
les Bouës, le guérirent radicalement en
vingt-un jours.

Un R. P. Capucin de *Valenciennes*, fut délivré de la même incommodité. Il étoit au surplus, attaqué de cachexie. Elle se dissipa également, en ajoûtant aux Bains & aux Bouës, l'usage interne de nos Eaux minérales.

Une Religieuse d'*Orchies*, avoit tombé de douze à quinze pieds de haut sur la hanche. Les Chirurgiens jugerent d'abord sur un gonflement considérable, depuis l'ischion jusqu'à la rotule, que l'os de la cuisse étoit déplacé. On fit venir une personne entenduë, qui décida que la réduction étoit nécessaire. Trois mois après cette opération, la Religieuse se trouvoit encore hors d'état de marcher. On la transporta aux Fontaines de *Saint-Amand*, & l'usage des Eaux, des Bains & des Bouës la rétablirent parfaitement.

Nos Eaux ne guérissent pas toujours les valétudinaires, dans le tems des épreuves; leur efficacité ne se manifeste en certains cas, qu'un mois ou deux après les avoir prises. Il en est de même des Bouës. L'exemple suivant en fait la preuve.

M. *Dhoudicquer* Gentilhomme d'*Amiens*, suivant le mémoire qui me fut remis par M. *Thuillier* son Médecin, étoit attaqué d'un rhumatisme scorbutique. Ce mal avoit fait tant de progrès, que les bras & les jambes étoient paralyfés. Il ne pouvoit être qu'affis ou couché. Après avoir effayé fans fruit, tous les remédes ordinaires, il fut amené à nos Fontaines, dans un état à n'efpérer tout au plus, qu'un peu de foulagement. Il fe plongea même bien des fois dans les Bouës, fans qu'on s'apperçut d'aucun changement notable. Cependant il éprouvoit des révolutions, & nommément des fueurs abondantes, qui fembloient le mettre fur les voies d'une crife falutaire.

On en vit bientôt quelques effets. Ses doigts roides & crochus, commençoient à s'ouvrir; les articulations des bras & des jambes, fe prêtoient à quelques mouvemens. Il partit dans cet état pour fa Campagne, où il fit une maladie qui décida de fon parfait rétabliffement. Il me manda dernierement, que je pouvois publier ici fa guérifon en toute fûreté.

Les Eaux minérales de *Saint-Amand*, ainfi que les Bouës, ne guériffent pas indifféremment les maux auxquels on les applique. Il convient que les maux foient bien indiqués; car, outre que les Bouës font contraires à certains rhumatifmes, je ne confeille pas aux perfonnes attaquées de fchirres invétérés, fitués fur les parties oponeurotiques, fur de gros vaiſſeaux &c, d'en eſſayer l'uſage, ni de les appliquer fur des parties diſpoſées à l'inflammation.

J'ai vu ſi peu d'effets dans les paralyſies, qui ſuccédent aux apopléxies, que je regarde comme un tems perdu, celui qu'on paſſe dans ces Bouës. Les anchyloſes parfaites, les membres courbés par la ſection de quelques nerfs ou tendons néceſſaires au mouvement, les atrophies & les deſſéchemens des parties, ne doivent eſpérer aucun ſecours des Bouës de *Saint-Amand.*

Si on fait attention aux principes dont ces Bouës ſont compoſées, il n'eſt pas douteux qu'étant tranſportées, elles n'ayent plus d'efficacité que les Eaux : Les Bouës ont de la conſiſtance, & leurs principes ſont liés avec une terre graſſe. Si on les laiſſe ſécher pendant ſix mois, & ſi enſuite on les expoſe au feu, elles brûlent comme la tourbe. Si au contraire, au bout de ce tems on les met dans l'eau commune, l'argent en deviendra jaune, noircira enſuite ; & l'eau donnera une odeur approchante de la ſource où on les prend.

On peut réchauffer ces Bouës dans un vaſe bien fermé, au Bain-Marie, & y ajoûter la quantité d'eau convenable de la Fontaine d'*Arras* , en cas qu'on ait befoin d'en faire des cataplâmes ; j'ai fouvent ordonné ces cataplâmes , avec beaucoup de fuccès dans des ulceres aux jambes , & quelquefois dans des duretés , qui affectent certaines parties à la fuite des gonorrhées , & fur tout au prurit du fcrotum ; la bienféance ne me permet pas de nommer les perfonnes , dont la guérifon fait la preuve de ce que j'avance. MM. *Mignot* & *Braſſart* en ont donné d'ailleurs affez d'éxemple. Je préférerois cependant l'ufage des Bouës à leurs Sources , parce que les Eaux qui les dilayent , y fourniffent fucceffivement un volatil , qui fait une partie du mérite , qu'on ne peut remplacer quand elles font une fois hors de leur foyer.

Quelques-uns ont voulu introduire à nos Fontaines , l'ufage des Bouës mêlées avec des onguens , des décoctions émollientes &c. A juger de cette méthode , par les effets , on ne peut rien décider en fa faveur : Je puis même affurer qu'elle a fouvent tourné à la confufion des Auteurs. Voici un fait dont j'ai été témoin.

Une perfonne du premier rang , étoit venuë aux Bouës pour un gonflement douloureux au genou. A peine eut-elle fait ufage trois fois de ce reméde , que fes douleurs augmenterent, comme il arrive affez ordinairement : Un Chirurgien décida précipitamment qu'il y avoit une inflammation. On effaya d'abord des cataplâmes de Bouës, mêlangées avec divers ingrédiens : On inventa enfuite des machines à reffort pour comprimer l'enflure de la partie affectée : & pour tout fuccès, on eut le defagrément d'introduire une nouvelle méthode, qui n'a produit d'autre effet que celui de faire abandonner les Bouës.

Au refte, quoique je reconnoiffe une infinité de bonnes qualités dans les Eaux & les Bouës de *Saint-Amand*, on voit que je ne les produis pas ici comme des remédes univerfels. Je m'eftimerai affez récompenfé de mon travail, fi je réüffis à perfuader au public, qu'elles n'ont rien perdu de leur efficacité depuis le tems qu'elles font en vogue; & que fans ignorer leurs principes & leur fituation, il n'eft pas poffible de foupçonner qu'elles ayent été altérées, par l'inondation du dernier Siége de *Tournay*.

J'achevois d'écrire cet Ouvrage, lorfque je reçus la Lettre de M. *Kaft*, Médecin de *Luneville*; très-entendu fur la nature des minéraux. C'eft la Réponfe à une Lettre, par laquelle je le priois d'éxaminer quelques

pyrites, que je lui envoyois en même tems.
Il a bien voulu me marquer son sentiment
dès le lendemain, & me promettre de me
communiquer dans peu, le produit de ces
pyrites. Je joins ici l'Extrait de cette Lettre.
Ce que ce Médecin m'écrit, servira en
attendant, à montrer que ce que nous
avons avancé sur ces minéraux, n'est pas
hazardé.

FIN.

EXTRAIT.

Monsieur;

J'ai reçu la Lettre que vous m'avez fait l'honneur de m'adreſſer, au ſujet des pyrites qui ſe trouvent dans le voiſinage de vos Eaux minérales ; & dont vous avez la bonté de m'envoyer des échantillons.

C'eſt une choſe très-ordinaire de trouver des pyrites, dans le voiſinage des Eaux minérales, tant froides que chaudes ; quoique plus ſouvent dans celles-là, elles ſe trouvent de différens tiſſus, & de diverſes configurations.

Celles-ci appartiennent à la claſſe des arrondies, dont il ſe trouve pluſieurs eſpéces, tirant plus ou moins, à cette figure, & avec des ſurfaces taillées différemment. Dans les vôtres, ce ſont pour la plûpart, des facettes carrées : Ce qui donne à foupçonner de quelque terre hypoftatique de ces pyrites, de la famille de celle qui fait la bafe du fel commun. En général, toutes les pyrites contiennent une terre martiale, & du foufre ; fur tout celles qui approchent de la figure ronde : On y remarque en outre, une terre non métallique &c.

On en trouve où il s'y eft mêlé du cuivre, & quelquefois affez abondamment ; les vôtres ne paroiffent pas en participer. Elles me femblent être fimplement ce qu'on appelle pyrites martiales, dont on tire du vitriol de Mars ; l'éxamen que j'en ferai, quand le loifir me le permettra, le montrera plus au jufte.

Il n'y a pas à douter, que la terre martiale qui fe trouve dans vos Eaux, ne provienne de ces pyrites. C'eft l'air aidé d'un humide fubtil, qui les pénétre, met en mouvement leurs principes, & qui donne de l'action aux parties du foufre, fur celles de la terre martiale.

J'aurai l'honneur de vous communiquer dans quelque tems, les produits de ces pyrites, quand vous aurez eu la bonté de m'en envoyer une plus grande quantité.

Vous m'obligerez d'y joindre quelques
échantillons de la houille qui s'y trouve,
& même des terres ou pierres du voiſinage, qui auront quelque choſe de particulier par leur extérieur, & en quoi elles ſe
diſtinguent des autres.

J'ai l'honneur d'être avec toute la conſidération poſſible,

Monsieur,

Votre très - humble &
très-obéiſſant Serviteur
Signé K A S T.

TABLE
DES CHAPITRES
Contenus en ce Livre.

Fin de la Table.

APPROBATION.

NOus Docteurs & Professeurs Royaux de la Faculté de Médecine en l'Univerfité de Douay, après avoir lu & éxaminé un Manufcrit qui a pour titre : *Obfervations fur les Eaux minérales de Saint-Amand en Flandre, par le Sr.* GOSSE, *Médecin de l'Hôpital Royal de Saint-Amand, & Penfionnaire de la même Ville*; avons jugé que l'Auteur a parfaitement rempli fon objet. Affurons, fondés fur nos propres expériences, que les vertus defdites Eaux, font telles qu'il leur attribuë : Et reconnoiffons cet Ouvrage pour le plus parfait de ceux qui ont paru jufqu'à préfent fur cette matiere.

DELANNOY. BERNARD. MELLEZ.

9 782329 585956